伊東大介

認知症

専門医が教える最新事情

講談社+α《プラスアルファ》新書

はじめに

40代以上がもっとも恐れる病気

私は大学病院のメモリークリニックで日々認知症の患者さんを診察していますが、最近、もの忘れが激しくなったと心配して受診する40代、50代の人が増えています。

なかには親が認知症になり、自分も将来認知症になるのではないかと不安そうに聞いてくる人もいます。認知症の親の心配ばかりでなく、自分が認知症になるのではないかという不安を抱く人は、想像以上に多いと考えられます。

40代以上の人を対象にした調査では、もっともなりたくない病気、もっとも知識を持っていない病気はともに認知症でした。認知症は今やがんよりも恐れられていると言っても過言ではありません。それだけ、認知症は多くの人の関心事であり、社会問題になっていると言っていいでしょう。同時に、認知症への誤解やまちがった情報に振り回されている人もかなりいるように思います。

認知症の専門医として患者さんや家族の方に向き合っていて痛感するのは、正しい知識と適切な対応が患者さんや家族の運命を左右するということです。一部の認知症はある程度は予防ができます。正しい予防法を知って実践すれば、リスクを減らすことは可能です。

一方、せっかくの治療のタイミングを生かせずに進行させてしまったり、対応をまちがえたばかりに症状を悪化させてしまったりする人もいます。親の認知症のサインを見逃したことから、他人を巻き込む事故やトラブルも起こっています。もし、当事者が正しい知識を持っていたら、こんな悲劇は起きなかったのではないかと思うこともたくさんあります。

認知症は誰にでも起こる可能性があります。高齢者でなくとも、働き盛りの人が発症する認知症もありますし、急速に進行するタイプのものもあります。

最近の研究では、認知症の予防は中年期がもっとも重要であると考えられています。自分にはまだ早いと思うのではなく、40歳を過ぎたら認知症に関心を持ち、正しい情報や知識を持つことが、認知症で不幸にならないための第一歩なのです。

プレクリニカル認知症で予防する

認知症の最初の症状でもっとも多いのがもの忘れです。

もの忘れは年をとると誰にでも起こります。早い人では40代から「最近、もの忘れが激しくなった」と気になり始めます。定年で第一線を退いてから、急にもの忘れが増える人もめずらしくありません。

認知症の大半はもの忘れが始まりで、5～10年かけて進行し10年以内に認知症に進んでしまいます。10年ほど前から話題になっている軽度認知障害（MCI、Mild Cognitive Impairmentの略）は、認知症の一歩手前の状態、いわゆる「認知症予備軍」のことを言います。

同年代の人よりもの忘れがいちじるしいが、まだトラブルを起こすほどではない状態です。この状態から5年以内に半分の人が本当の認知症に進行することもわかってきました。

また、最近では認知症になる15～20年前から脳の異常（ゴミの脳内蓄積）が先行していることもわかってきました。ほとんどの認知症は65歳以上の高齢者に発症しますので、認知症の原因であるこのゴミの蓄積は働き盛りの40代、50代から始まっている人もいるのです。こういった人はまだもの忘れは目立ちませんが、ゴミの蓄積が始まっていて、いわば「認知症予備軍の予備軍」ということになります。

最近になり、この状態はもの忘れが出る前のアルツハイマー病という意味で「プレクリニカル・アルツハイマー病（本書では、プレクリニカル認知症）」と呼ばれ、認知症を代表するアルツハイマー病の予防対象として注目されています。もの忘れがない健康な高齢者のなかでも2割以上の人がこのプレクリニカル認知症であると言われています。

認知症予防は医学的にはまだもの忘れが目立たないプレクリニカル認知症の時期に始めることが重要だということもわかってきました。つまり、認知症予備軍になる前からの予防がカギになるということです。認知症予備軍ではすでに脳のゴミがかなりたまっているため、予防が難しいのです。

これまで認知症予備軍のうちに生活習慣の改善などを行って対応すれば、認知症は防げるし、軽度認知障害は改善すると言われていました。しかし、最近の研究では、認知症予防は軽度認知障害になってからではなかなか難しく、プレクリニカル認知症の段階で行うことが重要と考えられるようになりました。そして、さらに効果的なのは、プレクリニカル認知症になる前の段階、脳のゴミがたまっていない40代から始めることと考えられるようになっているのです。

介護理由のトップが認知症

認知症の患者数は年々増加し、私が医師になった25年ほど前に比べると、3〜4倍にもなっています。最新の厚生労働省推計によると、認知症の高齢者は462万人、認知症予備軍400万人、合計すると900万人近い高齢者が認知症かその予備軍なのです。

しかも、2025年には認知症患者は700万人と激増し、認知症予備軍も含めると、1300万人、実に高齢者の3人にひとりが認知症かその予備軍という時代が目の前に迫っているのです。

こうした傾向は世界的にもみられ、世界の認知症患者の数は2050年に1億3200万人に達するという報告書も出ています（2015年、国際アルツハイマー病協会報告）。

認知症は年齢とともに増加します。わが国では、75〜79歳では10人にひとり、80〜84歳では4人にひとり、85歳以上ともなると半分以上が認知症と推定されています。

「自分は認知症とは無縁だ」と思っている働き盛りの40代、50代の人でも、もうすでに脳のゴミがたまり始めているかもしれません。10年後には、認知症予備軍か、認知症の仲間入りをしているかもしれません。自分が認知症でなくとも、親や夫、妻が認知症になっていることも十分考えられます。

高齢者人口が3000万人を超え、4人にひとりが高齢者という時代に入った今、認知症は他人事ではありません（8〜9ページ図1）。

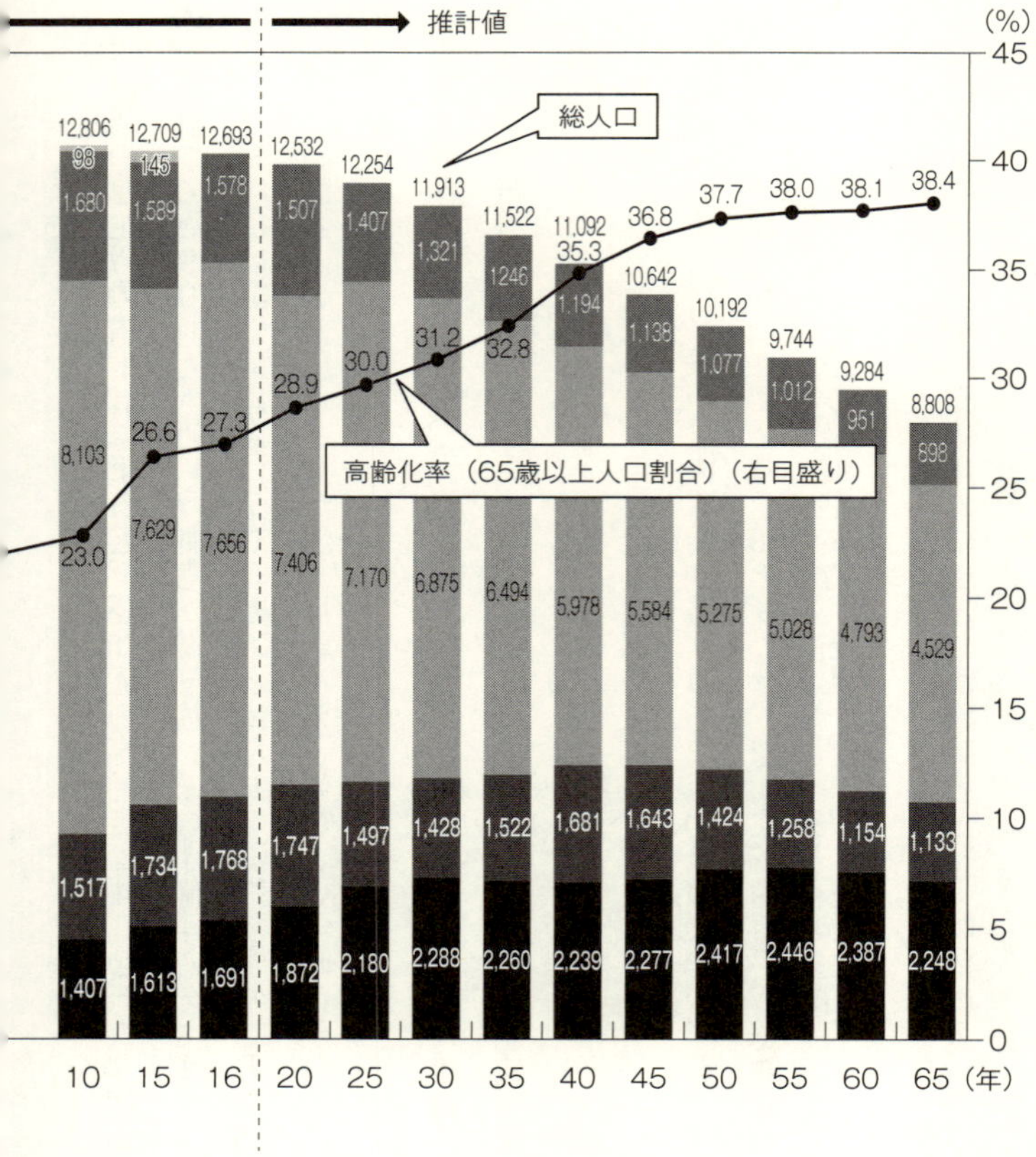

出典：内閣府平成29年版高齢社会白書

図１　高齢化の推移と将来推計

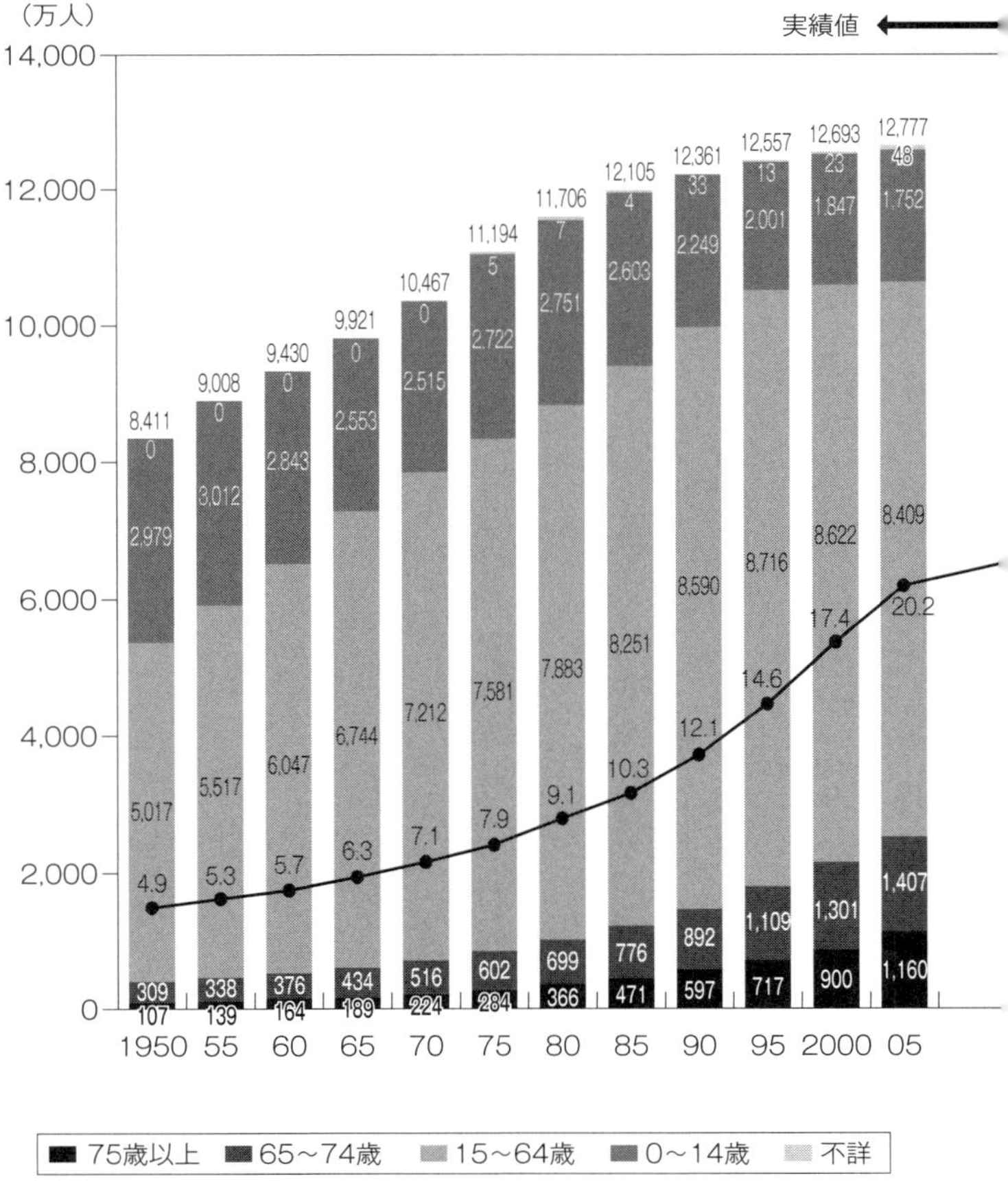

認知症患者の増加は本人や家族だけの問題ではなく、社会的にも大きな負担がかかります。今のままでは介護や医療分野での人手不足が深刻になり、受け入れ施設も不足すると心配されています。認知症の家族の介護で仕事に支障が出る人や経済的負担に苦しむ人も増えるかもしれません。

現に、最新の厚労省調査（２０１６年国民生活基礎調査）では、介護が必要になった人の理由で、もっとも多いのが認知症です。それまでは、脳卒中がトップでしたが、高齢者の増加により認知症と診断される人が増えたことが、その背景にあります。介護を担っているのは家族がほぼ6割ともっとも多く、「老老介護」も増えていることがわかりました。退職後は夫婦で旅行をと楽しみにしていたら「老老介護」に、という可能性もあります。

不安につけいる誤った情報の氾濫

認知症の治療・介護や認知症予防に関する情報が巷にあふれているのも、こういった多くの人たちの不安や悩みの表れと言えます。そのなかには荒唐無稽な俗説、一見科学的ではあるが不確かな情報など、正しいとは言えない情報も数多く含まれています。情報が氾濫することで、どれが正しいのかわからないと戸惑う人も多いのではないでしょうか。結果、怪しげな健康食品や民間療法に時間と大金を浪費する人もいます。

認知症の症状は人によりさまざまです。そのため、患者さんや家族の悩みも一律ではありません。新聞やテレビ、ネットなどで知ることができる情報は、ときに誇張され、誤解を招くこともあります。

もの忘れがあるから、ボーッとしているから、おかしなことを言うから認知症に違いないと思っていたら、別の病気だったということもありますし、もの忘れが目立たないから認知症ではないと思っていたら認知症だったということもあります。認知症にはいくつものタイプがあり、診断が難しいためこういったことも起こるのです。

近年、認知症の研究や治療法の開発が世界中で盛んに進められています。認知症の原因やメカニズムなどもある程度は解明され、予防法や進行を遅らせる薬の開発、再生医療やiPS細胞を利用した治療法などの研究も始まりました。しかし、残念ながら認知症にはまだわかっていないこともあり、根本的な治療は確立していないのです。

なかには、認知症がすぐに治るかのように謳っている治療法がありますが、よく調べてみると、治ったとされているのは本当の認知症ではなく、症状が似た別の病気だったりします。

認知症は薬を飲んでいれば改善すると誤解している人もたくさんいますし、放置して治療の機会を逸してしまう人もいます。不確かな知識や、まちがった情報に振り回され、時間やお金を無駄にしたり、せっかくの治療の機会を逃してしまって症状を進行させてしまう人も、かなりいると思われます。

一方、軽度認知障害から進行せずに、認知症にならずにすんでいる人もいます。また、認知症にはなったけれど、適切な治療や介護で、症状が穏やかで、生活にはそれほど支障がなく、家族の負担も小さいという人も多いのです。医療や介護、家族や周囲の適切なサポート、認知症に対する正しい知識、情報があれば、認知症をむやみに恐れる必要はありません。

この本では、医学的に認められていること、効果が科学的に証明されている予防法や治療、最新情報をできるだけわかりやすく紹介しました。世間でよく言われている予防法や対処法がどこまで確かなのか、実際にやってみる価値はあるのかなどを判断する参考にしていただきたいと思います。

日本は増加中だが減り始めた国も

あと10年も経たないうちに認知症患者は７００万人に増える。だが、特効薬はまだない。

そう考えると、悲観的なイメージしか浮かびませんが、明るい報告もあります。認知症の有病率が減少したという米国内での調査報告が、米国ミシガン大学から出されました。00年に11・6％だった認知症患者が12年には8・8％に低下したというのです。

また、同様な調査結果が英国、オランダ、ドイツ、スウェーデンでも報告されており、高血圧、糖尿病、脂質異常症などの生活習慣病の改善や適切な運動が認知症予防につながるとわかってきました。

今後、さらに研究が続けられ、新しい予防法が発見されるかもしれません。日本でも認知症は減少させることができるかもしれません。ただ、日本はここ20〜30年で、認知症の有病率が先進国で唯一増加しています。原因は、認知症の患者さんの平均寿命が延びているためです。ある意味で決してマイナスではないのですが、新しく認知症になる人を減らせば、その数は減ってくるはずです。

親の認知症の介護に直面して困っている家族、自身が認知症予備軍や認知症になるのではと不安を抱えている人が、少しでも不安を和らげ、認知症に対する理解を深めていただくために、本書がその手助けになることを願っています。

◉目次

第2章　予防の新常識――認知症予備軍ではもう遅い

第3章　治る認知症・治らない認知症——最前線の知識で備える

第4章　認知症を予防する——効果最大は40〜50代での予防

第5章　認知症の治療──自立して生活できる日々を延ばす

第6章　家族に伝えたい、症状を改善させる接し方

第１章　これって認知症？　あなたのもの忘れは大丈夫か

認知症はもの忘れなど知的能力が低下し、仕事や社会生活に支障が出る状態を言います。認知症の最初のおもな症状はもの忘れです。初めは単なる年のせいと思われたもの忘れが、どんどん進行し、認知症予備軍と言われる状態を経て、認知症になる場合もあります。もの忘れには加齢によるものと、認知症による病的なもの忘れがあります。この章では、放置してはいけない危ないもの忘れを、どう見分けたらいいのか、自分や家族のもの忘れは大丈夫なのかを解説します。

判定1　心配がいらないもの忘れ

ヒントで思い出すなら心配なし

もの忘れは年をとると誰でも経験します。年齢を重ねるにつれ、体力や回復力が衰えるのと同じように脳の認知機能も低下し、記憶する能力や記憶を引き出す働きが鈍ってきます。早い人では40代から目立ってきます。たとえば、「2〜3日前に会ったばかりの得意先の人の名前が出てこない」「タレントや有名人の顔はわかるのに名前を忘れてしまった」など、以前ならすんなり思い出していた固有名詞がすぐには出てこなくなり、「あれ、それ」

と代名詞を頻発するといったものです。

若いころは出来事の細かいことまで覚えていた人でも、中高年になると詳細を思い出せないことが増えてきます。多くは仕事量が自分の能力を超えていたり、ストレスで注意力が低下しているのが原因ですが、一般には加齢にともない記憶力は低下していきます。

人の名前や地名、固有名詞が出てこないが、しばらくすると思い出したり、ヒントや似たような名前を提示されると思い出すならば、それは年齢によるものと言っていいでしょう。

わかりやすい例で説明しましょう。

去年家族で旅行に行ったとします。旅行に行ったことは覚えているが、「旅行先の夕飯で何を食べたか」は、思い出せない。しかし、「ほら、魚料理だったじゃない」とヒントを出すと「ああそうそう、鯛のお刺身が新鮮でおいしかった」などと思い出せるのは心配のいらないもの忘れです。

１年前の旅行を部分的に忘れているだけなら、自然なもの忘れと言えます。

認知症によるもの忘れでは、すっかり丸ごと旅行の記憶が抜けてしまって、ヒントや答えを言ってもぽかんとして思い出せません。

また、久しぶりに会う人の名前が思い出せなくとも、顔を覚えていたり、その人が学生時代の同級生なのか仕事上のつきあいがある人なのか区別でき、名前を告げられると思い出せれば問題はないでしょう。

認知症によるもの忘れでは、テレビで有名人の顔が出てきても、名前はおろか俳優なのかスポーツ選手なのか政治家なのかも思い出せません。

ようするに、人やものの名前がとっさに思い出せなかったが、あとで思い出したり、ヒントで思い出すような場合は年齢によるもの忘れで、程度の差こそあれ、年とともに誰にも起こる自然なものと言えます。

判定2　認知症一歩手前

予備軍の半分が5年で認知症に

自分のもの忘れは加齢によるものだから大丈夫とほっとした人も多いかと思います。しかし、安心はできません。

もの忘れの一部は、軽度認知障害という病的な状態に進み、そこから認知症にいたることがあるのです。軽度認知障害とは、いわゆる認知症予備軍のことで、認知症になる手前の状態です。

同年代の平均的な人と比べて、明らかな認知障害があり、脳細胞にダメージが出始めている状態です。もの忘れの度合いを調べるには、もの忘れ外来やメモリークリニック（慶應義塾大学病院ではメモリークリニック）などで記憶検査をしっかり行い、年齢別の正常値と比較することで、点数で評価できます。

ただ、もの忘れがあっても日常生活に支障はありません。そのため、加齢によるもの忘れとの区別がつきにくいのです。日常生活に支障がなく少しずつ進んでいくため、本人はもの忘れを自覚していても「年だからもの忘れが進んだ」くらいにしか思っていないことが多いのです。

認知症では日常生活に支障が出ますから、家族や周囲の人にわかりますが、軽度認知障害はもの忘れが激しくなったと感じても、自立して生活ができることが多いのでわかりにくいためです。ひとり暮らしの親が、なんとか自分で家事や買い物ができているので安心していたら、気がつかないうちに軽度認知障害から認知症に進んでいたという例もよくあります。

また、認知症は軽度認知障害のうちに予防すれば大丈夫と安心している人がいるかもしれませんが、最近では軽度認知障害になって脳細胞のダメージが出てきてしまってからでは難しいと考えられ始めています。ですから、軽度認知障害そのものを予防するのが重要だと言われているのです。

日本では65歳以上の約13％が軽度認知障害と言われています。つまり、約４３０万人がこの軽度認知障害と推測されています。このうち1年間で10人にひとりの割合で本当の認知症（ほとんどがアルツハイマー病）に進行します。

「はじめに」でも述べたとおり、5年間では半分の人が認知症に進む計算になります。認知症予備軍と呼ばれるのはそのためです。ただし、軽度認知障害でも認知症に進行しない人もいますし、なかには認知機能が改善する人がいるのも事実です。進行しない場合、ほとんどの人は、脳にゴミがたまっていないことがわかっています。

一般的な診察や検査では、認知症に進む軽度認知障害と進まない軽度認知障害の区別は難しく、すぐに判断することはできません。定期的に通院してもの忘れの進行スピードを検査する必要があります。

ただし、一部の研究機関や大学病院ではアミロイドＰＥＴ（43ページ参照）という最新の検査で脳のゴミを画像で見ることができるようになり、ある程度診断できるようになりつつあります。

もっとも予防に重要な時期とは？

最近、プレクリニカル認知症という状態が注目されています。これは認知症予備軍と言われる軽度認知障害になる前の状態で、アルツハイマー病の原因である脳の小さな異変（ゴミの蓄積）が起こり始めた段階です。いわば、認知症予備軍の予備軍です。

詳細は第２章で述べますが、記憶検査を含め一般的な検査結果は正常です。軽度認知障害の場合は、検査によって記憶障害が明らかにあるという結果が出ます。

プレクリニカル認知症ではもの忘れなどの症状はほとんどありません。前述したアミロイドＰＥＴと呼ばれる特殊な検査で、初めて診断できます。

このプレクリニカル認知症は、軽度認知障害の前段階のため、いずれそこに進み、そして認知症に進んでいく可能性が高いことがわかってきました。今後、認知症予防を考えるときにもっとも重要となるのは、プレクリニカル認知症と言われています。

判定3　危ないもの忘れ

周囲にもわかる要注意の症状

認知症予備軍から本当の認知症になるまでに、もの忘れは確実に進行していきます。加齢によるものと要注意のもの忘れは、区別が難しいと前にも述べましたが、専門家でなくとも明らかにわかる病的なもの忘れもあります。

たとえば、食事を例にとると、昨日のメニューは忘れたが食事をしたことを覚えていれば、加齢によるものか軽度認知障害、しかし、夕食を食べたことさえ忘れると認知症などによる病的なもの忘れと言えます。

しまっておいた貴重品や通帳の場所を忘れることは、誰でも経験します。しかし、これが頻繁になり、家じゅういつも何かのしまい場所を忘れて探し物をしているが、その探し方が非効率的で同じところをくり返し探していたり、人のせいにしたりするようになれば、病的なもの忘れです。

失敗の言い訳をする、人のせいにするという「取り繕い」は認知症の症状の特徴と言われ

図2　認知症の進行過程

正常
プレクリニカル
認知症
軽度
認知障害
認知症

もの忘れはないか、あってもわずか。
脳のゴミが少し蓄積している。
脳細胞のダメージはない。

もの忘れなどの症状はあるが日常生活に支障はない。脳のゴミが蓄積している。
脳細胞へのダメージがある。

もの忘れなどの症状があり、日常生活に支障が出る。
脳のゴミが相当蓄積している。
脳細胞のダメージがかなりある。

プレクリニカル認知症から本当の認知症へ
約20年かけて進行する

ています。

電車で目的地に向かったが、考えごとをしていて降りる駅をふと忘れる。こういった経験は決してめずらしくはありません。これは問題のないもの忘れです。

これに対して、認知症のもの忘れは、電車に乗ってきたこと自体を忘れたり、目的地そのものを忘れて迷子になります。

認知症の患者さんのなかには、家族に連れられて病院に電車で来たが、帰るときになって自分が電車に乗ってきたことを忘れているという人もよくみられます。

もの忘れはなぜ起こる

人間はなぜ年齢とともに記憶力が低下するのでしょうか。認知症を理解するために、ここで少し記憶の仕組みと忘れることとの関係を簡単に説明します。

記憶を司る脳の海馬が萎縮する

人間の記憶を司っているのは、脳にあるタツノオトシゴのようなかたちをした海馬と呼ばれる部分です。

33ページの図３を見るとわかるように、海馬は脳の多くを占める大脳皮質の奥のほうにある大脳辺縁系と呼ばれる場所にあります。海馬は認知症を説明するときに、必ず出てくる言葉ですから、覚えておきましょう。

記憶を司る海馬は脳全体から見ると小さいのですが、ここにはたくさんの情報が蓄えられています。見たり聞いたり体験したりした記憶は、まず、この海馬に集まります。海馬は新しい記憶を保管するファイルのような働きをしています。

海馬の働きは、年齢とともに少しずつ低下します。年をとると、新しいことがなかなか覚えられないのは、そのためです。

認知症を代表するアルツハイマー病は、脳のゴミがたまるとともに、この海馬が大きく痩せて（萎縮）くる病気です。新しいことをすぐに忘れてしまったり、まったく覚えられずに何度も同じことを聞くといった症状が出るのは、記憶を司る海馬の働きがうまくいかないからです。

記憶となるさまざまな情報はどうやって伝わるのかというと、海馬を含めた神経細胞の働きによります。神経細胞は脳の中に約１０００億個あると言われていて、そのひとつひとつが精巧なネットワークでつながっています。

脳は神経細胞のネットワークで動いています。海馬という記憶ファイルにネットワークを通して記憶を伝え、さらに脳の別の場所に伝えたり、運び出したりします。

ネットワークが情報を送るのは、アセチルコリンという脳内で分泌されている物質が担います。アルツハイマー病ではこのアセチルコリンが減っています（次ページ図４）。

簡単に言うと、もの忘れは、海馬の働きの低下や萎縮、神経細胞のネットワークの働きが弱まる、アセチルコリンが減少するなど、さまざまなレベルで働きが鈍くなっている状態です。

年齢を重ねれば、体の他の部分も衰えていきます。同じように脳の働きも少しずつ衰えていき、記憶力も低下していきます。

もの忘れは認知症の中心の症状

認知症の最初の症状で、中心となるのがもの忘れです。東京都健康長寿医療センター研究所による「認知症の初期症状」をわかりやすく掲げたチェックリストがありますが、35ページ表1のとおり、必ずしももの忘れとは限らないものもあります。

図3　記憶を司るのは脳の海馬

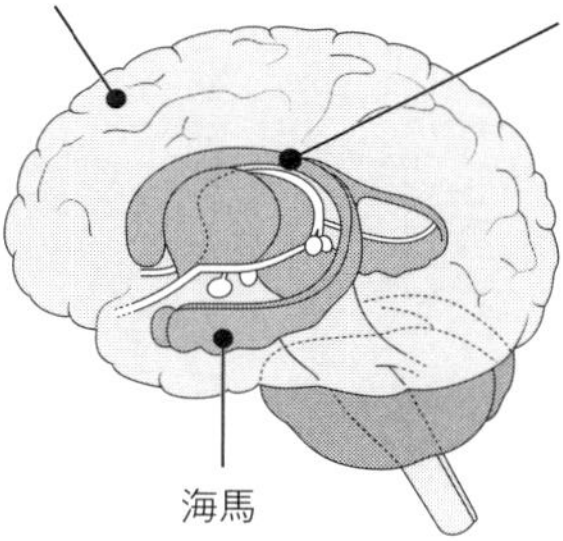

大脳皮質
大脳辺縁系

アルツハイマー病は、
「脳のゴミがたまり」
「海馬が萎縮」、
そして「神経伝達物質が減る」

図4　神経細胞と伝達物質が減る影響

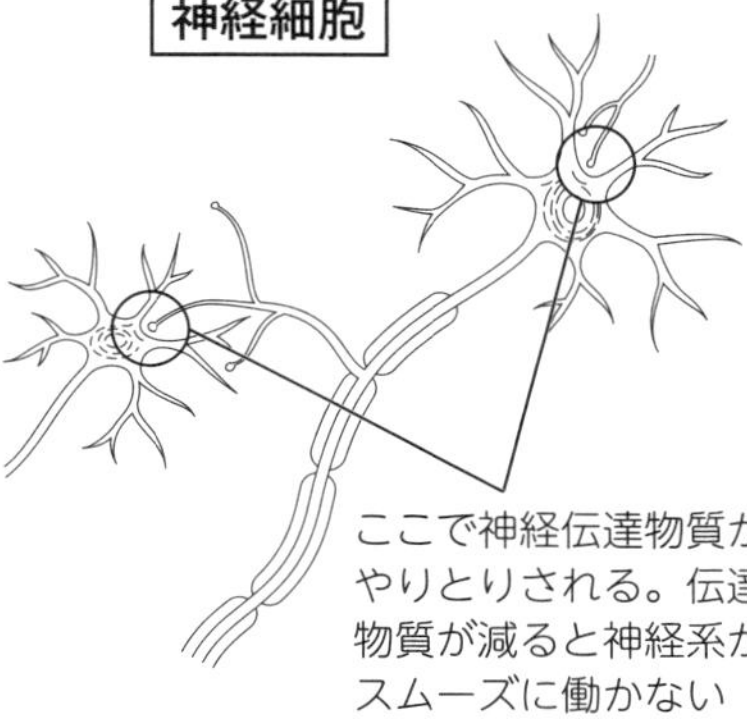

ここで神経伝達物質がやりとりされる。伝達物質が減ると神経系がスムーズに働かない

認知症にかかわる神経伝達物質
アセチルコリン

↓

減ると認知機能に影響

↓

認知症の薬は
このアセチルコリンが
分解して減るのを阻害

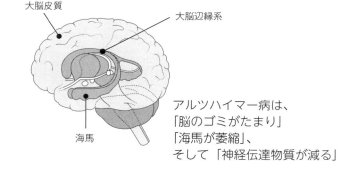

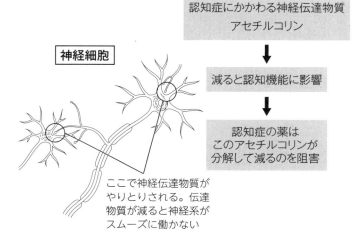

このなかで1「同じことを何度も言ったり、聞いたりする」、6「置き忘れや、しまい忘れが目立った」、8「ものの名前が出てこなくなった」、11「水道の蛇口やガス栓の閉め忘れが目立つ」がありますが、40〜50代以上の方ではこのうちの何項目かは、一度は身に覚えがあるのではないでしょうか。

認知症のもの忘れなのか、加齢によるもの忘れなのか、症状だけでは判断に迷う場合もたくさんあります。専門医の目から見ても認知症だろうと思っていた人が、うつ病や他の病気だったりすることもめずらしくありません。

実は、認知症の診断は簡単ではなく、ある程度の期間、観察してからでないと診断できないものもあります。専門医や認知症にくわしい医師が、総合的に判断して診断する必要があるのです。

Q&A　これは受診すべきか？

患者さんやそのご家族からの質問で、よくあるものを紹介します。もの忘れや日常行動で困っていることや悩みのある人の参考になると思います。

表1　認知症の初期症状チェックリスト

1	同じことを何度も言ったり、聞いたりする	☐
2	慣れているところで、道に迷った	☐
3	財布を盗まれたと言って騒ぐ	☐
4	以前よりだらしなくなった	☐
5	夜中に急に起きだして騒いだ	☐
6	置き忘れや、しまい忘れが目立った	☐
7	計算のまちがいが多くなった	☐
8	物の名前が出てこなくなった	☐
9	ささいなことで怒りっぽくなった	☐
10	時間や日付が不確かになった	☐
11	水道の蛇口やガス栓の閉め忘れが目立つ	☐
12	日課をしなくなった	☐
13	以前はあった関心や興味が失われた	☐
14	以前よりもひどく疑い深くなった	☐
15	薬の管理ができなくなった	☐
16	テレビドラマの内容が理解できない	☐

出典　東京都健康長寿医療センター研究所「認知症高齢者プロジェクト情報」No.22

Q1　定年退職後、しばらくして61歳の夫のもの忘れが激しくなりました。認知症ではないかと心配です。

A　仕事を辞めて、ガタッと認知機能が悪くなったように見える人は少なくありません。

ほとんどの場合は、それまでの緊張感がなくなって気が抜けてしまったり、目的を失うことにより、うつ傾向になっていることが原因です。

こういった退職後のうつ傾向や意欲の低下には、運動や楽しい知的活動を行うことが予防につながります。まずは、退職後に長期的に続けられる趣味を見つけることや適度の運動をお勧めします。

それでも半年~1年のあいだにもの忘れが進行するようでしたら、医療機関を受診してください。

Q2　60歳前後から、人の名前や以前なら簡単に思い出せた言葉が出てこないことが多くなりました。受診すべきですか?

A　誰でも年とともに、人の名前や言葉が出てこなくなることがあるでしょう。加齢による心配のいらないもの忘れでは、相手の顔を見れば仕事仲間か友人かの区別はつきます。顔を見てもその人が自分とどのような関係かも思い出せない場合は、認知症の可能性がありますので、医療機関の受診をお勧めします。

また、もの忘れでも他人に迷惑がかかるようなトラブルなどが出るようでしたら、早めに受診してください。

Q3　実家の75歳の母がちょくちょく料理を焦がしたり、コンロにやかんをかけたまま忘れたりしています。家事はできていますが、認知症の可能性はありますか？

A　それまでできていた家事が十分行えていれば、明らかな認知症とは言えませんが、頻繁であれば軽度認知障害の可能性があります。５年間で半分の人が認知症になると予想されます。もし火の不始末によるボヤなど明らかなトラブルが出てくるようなら、認知症に進んでいる可能性があります。

今後のことを考えると、安全のためにガスからＩＨなどに切り替える必要があるかもしれません。また、ひとり暮らしであれば、親族などが頻繁に訪問する必要があるでしょう。

ひとり暮らしには、居住環境や本人の性格などが大きく影響し、一概には言えませんが、次の状態になったら認知症のひとり暮らしは限界と考えてもよいかもしれません。

①十分な食事ができていない
②家の中や衣服が不衛生になってきた
③火の不始末
④近所とのトラブル
⑤お金の管理ができない
⑥迷子になったり、徘徊が起きてきた

Q4　仕事で毎日パソコンを使っていますが、最近、キーの位置をふと忘れることがあります。昔なら絶対に忘れなかった漢字を忘れることもあります。認知症が心配です。

A　この程度のもの忘れでは、ただちに心配することはありません。最近は、コンピューターが漢字を自動変換してくれるので、自分で字を書くときに漢字を忘れることが多くなったのではないでしょうか。これはどなたでも経験することで、特に心配はいりません。

最近の研究によるとパソコン操作は認知症予防に有効なようですので、ぜひお続けください。

第2章　予防の新常識——認知症予備軍ではもう遅い

前章では、認知症の初期の中心的な症状であるもの忘れについて述べましたが、アルツハイマー病をはじめとする認知症の多くは、症状が進行して元に戻らず治療が難しい病気です。ただし、一部には、早期発見すれば早期治療が可能な認知症もあります。

早期に対策するためには、もの忘れ外来やメモリークリニックで、正しい診断を受けることが大切です。

この章では、早期対策・治療のために知っておきたい認知症予備軍やプレクリニカル認知症などについて触れ、その検査法と、もの忘れ外来のかかり方や内容について述べます。

1　プレクリニカル認知症

最新の研究で見えてきた予防時期

前にも述べましたが、認知症の代表アルツハイマー病の原因である脳のゴミは、発症する15～20年前からたまり始めます。認知症に進む軽度認知障害ではゴミがかなりたまり、すでに脳細胞がダメージを受け始めています。

認知症の予防は軽度認知障害の段階では遅く、その前段階から予防・治療を始める必要があると考えられるようになってきました。この軽度認知障害の前段階がプレクリニカル認知症（医学的にはプレクリニカル・アルツハイマー病）です。

プレクリニカル認知症の段階で脳のくわしい検査をすると、ゴミが少したまり始めていますが、心配するようなもの忘れはなく、あってもごくわずかです。いわば、「軽度認知障害の予備軍」です。症状はないので、脳細胞にダメージはまだありません。もっとも効果的な認知症予防は、このプレクリニカル認知症になることを防ぐことです。

診断には脳のゴミを検出する特殊な検査が必要で、大学病院など一部の医療機関でしかできません。それ以外の医療機関で行われる普通の診察や検査ではわからないため、まだ一般に知られていません。現在研究中のため、診断ができるのは研究機関に限られています。

現在の診断基準では、プレクリニカル認知症は症状がないため病気とは言えませんし、今はまだ治療の対象ではありませんが、今後、認知症予防や軽度認知障害予防として、必ず注目されてくるはずです。

生活習慣病予防が最大の予防

これまで、軽度認知障害の段階で生活習慣病を改善すれば、認知症予防ができると言われ、大きな話題を呼んできましたが、当初期待していたほどの効果は望めないのではと考えられるようになってきました。

それに代わって認知症研究者などのあいだで最近注目されているのが、プレクリニカル認知症です。プレクリニカル認知症のうちどれくらいの割合の人が、軽度認知障害になり認知症に進行するのか、それにはどれくらいの時間がかかるのか、まだわからないところがたくさんあり正確な数字はこれからの研究待ちです。

しかし、プレクリニカル認知症段階での予防が、軽度認知障害や認知症の予防に直結するのはまちがいありません。もちろん、プレクリニカル認知症にならないことがもっとも大事です。そして、中年になって行う生活習慣病の予防はすべて、プレクリニカル認知症予防と言えます。まさしくプレクリニカル認知症とその前段階の時期、中年期が将来を左右するのです。

高齢者になってから高血圧、糖尿病などの治療が、認知症の進行予防に十分な効果をあげられないのは、高齢者では脳のゴミが相当蓄積してしまい、生活習慣病の改善だけでは効果がとぼしいからだと考えられています。

同様に、もの忘れが始まった軽度認知障害でも、脳のゴミがかなり蓄積してしまい、脳細胞のダメージが出ています。この状態になってしまうと、生活習慣病の治療だけでは進行を抑えるのは難しいと考えられるようになってきました。

現在、認知症の新しい治療薬が開発されていますが、これらの薬で予防ができるのか今後の研究で明らかになってくると思います。今できることとして、脳のゴミがたくさんたまる前、すなわち中年の時期から生活習慣病予防をしっかりと行えば、脳のゴミの蓄積がある程度防げる可能性があるということをまず覚えておいてください。

2　軽度認知障害

軽度認知障害は、同年代と比べて明らかにもの忘れが激しい、つまり記憶障害がいちじるしいが日常生活に支障がない状態を言います。前章で述べましたが、軽度認知障害の人は400万人以上おり、65歳以上の7～8人にひとりと推定されています。

診察だけでは年齢によるもの忘れと明確に区別がつきにくいのですが、軽度認知障害の人たちに、最新の検査アミロイドPETを行うと、3人にふたりは、アルツハイマー病の原因である脳のゴミ（医学的にはベーターアミロイドというたんぱく質）がたまっていることがわかります（次ページ図5）。このゴミがたまっている人たちが高率に認知症に進行すると考えられています。

5年で軽度認知障害の半分が進行

脳のゴミであるベータ‐アミロイドの蓄積は、軽度認知障害になるかなり前から始まっています。現在の医学では、軽度認知障害になってしまうと治療で進行を止めることは難しくなります。脳細胞のダメージのないプレクリニカル認知症の段階で、これ以上たまらないようにすると、軽度認知障害や認知症をくいとめることができると考えられています。

軽度認知障害になったら、全員が認知症に進行するかというとそうではありません。認知症に進む人は、1年で10％程度、5年以内で半分となります。

認知症に進行しない人もいますし、一部には認知機能がよくなる人もいます。そういった人の多くは、ゴミの蓄積が少ないのです。

軽度認知障害と診断された場合は、普通は半年から1年くらいごとに診察、検査を受けて、認知症に進んでいないかを定期的に調べることになります。もし、認知症とくにアルツハイマー病が発症した場合、必要ならば抗認知症薬の使用を開始することになります。

図5　アミロイドPETで脳のゴミを検査

〈 脳内にゴミが蓄積している状態 〉

アミロイドPETによる画像

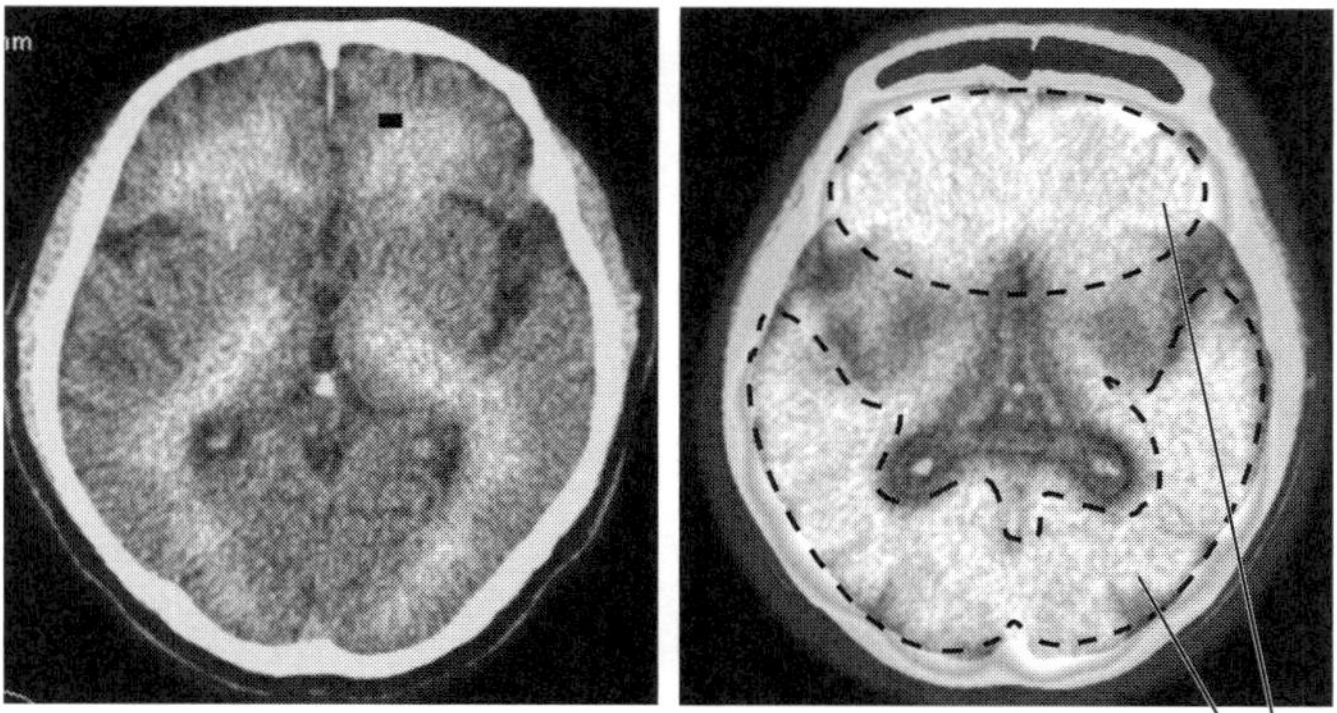

正常　　アルツハイマー病

アルツハイマー病の脳内では広範囲にベータ-アミロイド（脳のゴミ）の蓄積が確認できます

アミロイドPETとは

アミロイドイメージングが正式名称。脳のゴミであるベータ-アミロイドがどのくらいたまっているかを検査できます。ベータ-アミロイドに集まる薬剤を注射し、PET（陽電子放射断層撮影）で画像化します。軽度認知障害やプレクリニカル認知症の診断に役立ちます。

軽度認知障害の多くは認知症の中で代表的なアルツハイマー病に進行します。そのため、初期のアルツハイマー病の治療薬（アリセプトなど）が効くのではと期待する人もいるでしょう。しかし残念ながら、今出ている抗認知症薬を早めに内服しても、認知症に進むのをくいとめる効果はありません。軽度認知障害を治したり進行抑制したりする薬はないのです。ただし、今、開発中の薬はあります。現在、認知症の原因であるベータ-アミロイドを取り除く薬の大規模臨床研究が世界中で行われています。この薬が開発されれば、もっとも効果が出るのが、軽度認知障害やプレクリニカル認知症だろうと期待されています。

薬のほかにも軽度認知障害やプレクリニカル認知症の予防や改善は、さまざまな分野で研究されたり試みられたりしています。基本的には認知症予防と同じ方法です。くわしくは第4章で解説します。

自分でできるもの忘れ度テスト

第1章でもの忘れの事例を取り上げました。ここではよく使われている、もの忘れの程度をセルフチェックするための自記式認知症スクリーニングをご紹介します（次ページ表2）。

表2　自記式認知症スクリーニング
自分でできるもの忘れ度チェックリスト

	チェック項目	まったくない	ときどきある	頻繁にある	いつもそうだ
❶	財布や鍵など、物を置いた場所がわからなくなることがありますか	1点	2点	3点	4点
❷	5分前に聞いた話を思い出せないことがありますか	1点	2点	3点	4点
❸	周りの人から「いつも同じことを聞く」など、もの忘れがあると言われますか	1点	2点	3点	4点
❹	今日が何月何日かわからないときがありますか	1点	2点	3点	4点
❺	言おうとしている言葉が、すぐに出てこないことがありますか	1点	2点	3点	4点

	チェック項目	問題なくできる	だいたいできる	あまりできない	できない
❻	貯金の出し入れや、家賃や公共料金の支払いはひとりでできますか	1点	2点	3点	4点
❼	ひとりで買い物に行けますか	1点	2点	3点	4点
❽	バスや電車、自家用車などを使ってひとりで外出できますか	1点	2点	3点	4点
❾	自分で掃除機やほうきを使って掃除ができますか	1点	2点	3点	4点
❿	電話番号を調べて、電話をかけることができますか	1点	2点	3点	4点

チェックしたら、❶から❿の合計を計算

合計点	点

20点以上の場合は、認知機能や社会生活に支障が出ている可能性があります。
地域包括支援センターやお近くの医療機関に相談してみましょう。

出典　東京都福祉保健局高齢社会対策部在宅支援課

こうしたものはたくさんありますが、あくまで目安と考えてください。認知症予備軍の軽度認知障害などの人が、自分の今の状態を知るにはいいかもしれません。

しかし、認知症の人は、病気の自覚がないのが普通です。自分の症状を適切に評価できないことが認知症の特徴ですので、認知症になってしまった人のセルフチェックは、それほど意味はありません。むしろ、家族による評価が重要になります。

3　初期からみてくれる専門外来

最近、大学病院や総合病院には「もの忘れ外来」を設けている施設が多くなりました。もの忘れ外来、あるいはメモリークリニックは、認知症を早期に発見して、早期診断と治療を行う専門外来です。

認知症外来というと、何となくハードルが高いという人もいるでしょう。もの忘れがあっても、すべての場合が認知症とは限りません。認知症外来に抵抗がある人でも、もの忘れ外来なら気軽に受診できるのではないでしょうか。

もの忘れ外来は、初期の治療だけでなく、より進んだ中期や末期の認知症の治療や介護指導にも対応しています。認知症は次第に進行していく病気ですから、進行に応じた対応も必要になります。もちろん、認知症予備軍と言われる軽度認知障害の人も対象です。

受診がきっかけで、認知機能障害を起こす別の病気（うつ病、脳卒中、水頭症、てんかんなど）が見つかることもあり、なかには早期の治療で改善する場合もあります。

こんなときには受診を！

「80歳の父が食事をしたばかりなのに、食べてないと言い張る」

「母親が友人の名前だけでなく、最近は孫の名前を忘れるようになった」

こういったもの忘れがあれば、たいていの場合、家族が受診を勧めるでしょうし、かかりつけ医から認知症と診断されると思います。典型的な場合でなくとも、

「もの忘れが激しく新しいことが覚えられず、物覚えも悪くなって心配だ」

「退職後に急にもの忘れが目立つようになり、認知症が心配でたまらない」

「脳梗塞を50代前半で発症し、それほど大きな後遺症は残らなかったが、最近、もの忘れが急に激しくなった」

といったように、もの忘れの程度がいちじるしくなってきたり、脳卒中などを経験して不

安を覚える場合は、一度、もの忘れ外来を受診してみるのもいいと思います。

加齢によるもの忘れと安心していたら、軽度認知障害と診断されることも少なくありません。そうならないためにも、今のもの忘れがどの程度のものなのかを、専門医に判断してもらうことは大切です。

もの忘れ外来には、もの忘れの自覚があるだけで、各種検査ではまったく異常がない人もたくさんいらっしゃいます。この自覚症状だけで検査では正常範囲内の人の一部に、軽いうつ病が発見されることがあります。しかし、大多数の人は心配しすぎのことが多く、普通は治療や定期的な受診は必要ありません。

もっとも、こういった人のなかには、軽度認知障害の予備軍であるプレクリニカル認知症の人がいる可能性がありますが、その割合がどの程度かはわかっていません。今後の研究で明らかになってくると思います。

うつ病の場合、元気がなくなって気分が落ち込むだけではなく、記憶力や集中力が低下するため、認知症を心配して受診する人が多いのです。うつ病であるならば、抗うつ薬などの処方やその他の治療で、症状はよくなります。もの忘れが気になる人は、うつ病対策にもなりますので、念のために受診することをお勧めします。

診察でわかる重要な症状のサイン

もの忘れ外来を受診する患者さんは、大きくふたつに分かれます。
もの忘れが気になって自分から受診する人と、周りの家族が心配して本人を連れてくる場合です。自分で心配になって来院する人よりも、家族に連れられて来る人のほうが認知症の割合はずっと大きくなっています。

一般的なもの忘れ外来での診察の流れを簡単に紹介します。

① 問診票に記入

外来では、受付後に問診票が渡されます。一般的な内科診察の問診票のように、既往歴や現在使用中の薬の内容を記載します。家族が同行している場合は、本人の家での様子や家族が気になっていることを記入します。

② 診察

まず、本人から話を聞く問診を行います。

認知症患者さんの大半は、自分が病気だという認識はありません。ですから、ほとんどの人は、「特に困ったことはなし、悪いところはない。家族が病院に行こうと言うので仕方なく来ました」と答えます。

問診で医師は本人にいろいろな質問をします。その際、患者さんが質問に答えられず困ってしまい、近くにいる家族に振り向いて、「どうだったかな?」と、さりげなく助けてもらう行為があります。実は、これは「振り向き徴候(head turning sign)」と言って、認知症を示す重要なサインのひとつなのです。

こういった何気なく見える仕草や受け答えも、診断の重要なポイントとなります。

また、認知症の人は、記憶障害や答えが出てこない場合、言い訳をしたり人のせいにして、話をはぐらかしたりする「取り繕い」がみられます。

取り繕いの例には次のようなものがあります。

[質問] **[患者さんの答え]**

計算ができないのは? ↓ 「今は全部電卓だからね」

料理をしなくなったのは? ↓ 「ひとり暮らしで作る必要がない」

預金通帳がなくなったのは？　↓「娘が持っていってしまったから」

日付がわからないのは？　↓「最近は、毎日が日曜日だから」

掃除ができなくなったのは？　↓「掃除機が壊れた」

趣味をしなくなったのは？　↓「一緒にやる友達がいなくなった」

最近楽しいことは？　↓「昔はいろいろしたけど、この年だから……」

最近の気になるニュースは？　↓「今は平和だし、隠居の身だからね、気にしないことにしている」


次に、家族からの聞き取りを行います。家族の話はとても大切で、本人を目の前にすると正確なことが話しにくいため、本人のいないところで話を聞く必要があります。

聞く内容は、患者さんの普段の生活の様子です。

もの忘れでトラブルが起きていないか、日時の混乱はないか、家事を従来どおり行っているかなど、認知症の徴候を聞き取ります。さらに、これらの症状が、いつごろから目立つようになり、以前より程度が激しくなっているかも重要なポイントです。

着替えや身だしなみがきちんとできているか、夜中や早朝に用もないのに外出したり、よく知っている場所で迷子になったりなど、行動の異常がないかなども聞きます。

問診のあと、脳卒中やパーキンソン病などの症状がないか、体の動きや歩行の様子などもチェックし、脳神経系に異常がないかを診察します。

③ 検査

最初に、認知機能の評価として10分ほどでできるスクリーニング検査をするのが一般的です。具体的には、ミニメンタルステート検査（MMSE、Mini Mental State Examinationの略）や長谷川式簡易知能評価スケールと呼ばれるもので、いずれも30点満点で評価します。MMSEでは23点以下が認知症の疑い、27点以下は軽度認知障害の疑いとなります。長谷川式簡易知能評価スケールは20点以下で認知症の疑いとなります。

また、もっと簡単な検査として、時計を描いてもらう「時計描写テスト」があります（次ページ図6）。認知症の疑いがあると、文字盤の数字の順番が正確でなかったり、長針と短針が正しい位置になかったりします。

年齢や学歴に応じて点数を評価して、認知症の疑いがある場合は、次の詳細な検査に進みます。

図6　時計描写テスト

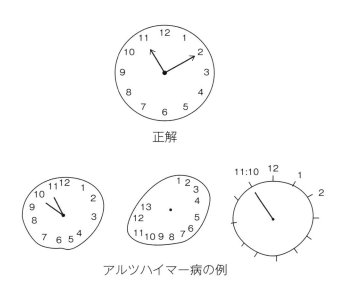

正解

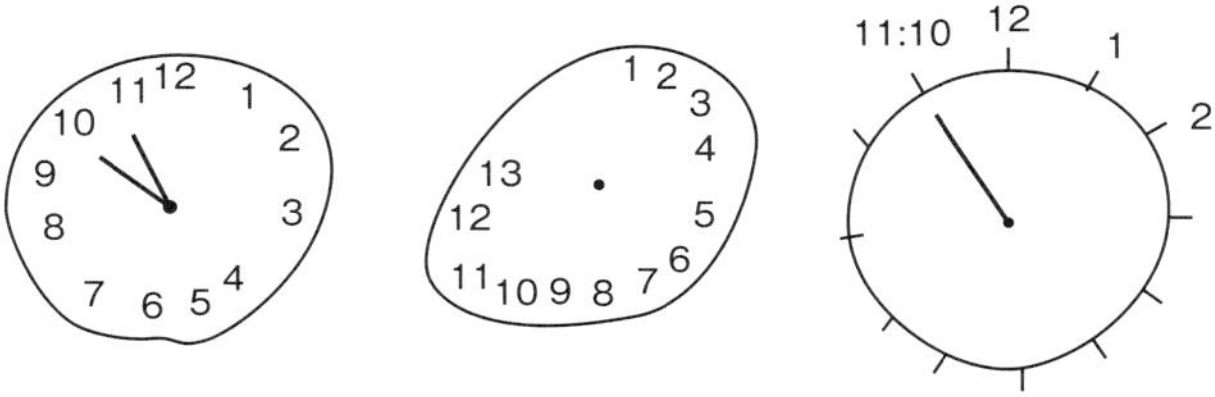

アルツハイマー病の例

テストの方法は、白い紙にアナログ時計を描いてもらうというものです。１時から12時までのすべての文字と文字盤、11時10分を指した２本の針を描いてもらいます。

④ 精密検査

これまでの診察や検査で、認知症の疑いがある場合には、よりくわしい検査を行います。くわしい検査はＭＲＩなどの機械を使った検査なので、予約をして後日行うことになります。検査内容は、神経心理検査、脳の画像検査（ＣＴ、ＭＲＩ）、脳の血のめぐりの検査（脳血流シンチグラフィー）、脳波検査や採血などです。

・画像検査（ＣＴ、ＭＲＩ）

脳の画像検査では、目に見える脳の異常がわかります。たとえば、脳の血管が詰まるなどして起きる脳血管性認知症や正常圧水頭症がわかります。正常圧水頭症というのは脳に脳脊髄液がたまって認知症の症状が出る病気のことで、「治る認知症」のひとつです（この病気についてはあとでくわしく説明します）。

・血のめぐりの検査（脳血流シンチグラフィー）

特殊な薬剤を注射して頭のＣＴを撮影します。脳の血流の様子を画像で見ることができます。この検査では、もっとも多い認知症であるアルツハイマー病やレビー小体型認知症の徴候が見つかります。

レビー小体型認知症は見えないものが見える幻視が出ることが多い認知症です。くわしくは第3章などで説明します。

以上の検査は、一度行ってしまえば、普通は何度も行う必要はありません。

・脳波検査

脳波を測る検査は、てんかんにともなう認知症の診断に役立ちます。認知症の人ではてんかん発作を合併する確率が一般の人よりも高くなっています。また、高齢者になってから、脳卒中などがきっかけとなって、てんかんを発症する方は多いのです。

てんかんというとけいれん発作が一般的ですが、高齢者に多い非けいれん性てんかんは、手足のけいれんをともなわないことが多く、てんかんと気がつかないケースがよくあります。てんかん発作のあいだ、記憶をなくしていることがあり、認知症とまちがえられることもよくあります。

・神経心理検査

最初の簡易検査よりくわしい検査です。約1時間かけて症状の重症度や治療による効果を調べます。定期的に行うことで、症状の進行度を見ることができ、治療方針を考える参考になります。

半年から数年の経過観察が必要

認知症の診断は、これらの診察や検査を総合して行います。認知症を正確に診断するためにはある程度の期間、症状を観察することも必要です。特に、軽度認知障害や早期アルツハイマー病については、すぐに診断できないこともあります。

経過観察期間は人によっても違いますが、早い人では6ヵ月、遅い人だと数年間様子を見る必要があります。うつ病などの病気との区別のために、その間に症状が進行するかどうかを見て確認してから、診断が確定します。

うつ病は一見、認知症のようなもの忘れや理解力、判断力の低下などの症状が出ます。認知障害は必ずしも進行せず、気分によりよくなったり悪くなったりします。

一方、アルツハイマー病でもうつを合併する場合があり、診断するには数ヵ月から1年ほど経過を見ないと、正しい診断ができないのです。

認知症の診断に時間がかかるのは、たとえば、こんなケースがあるからです。

もの忘れが目立ってきたとご家族に言われ、80歳のＡさんが来院しました。Ａさんは元大学教授です。

神経心理検査では、ＭＭＳＥ29点でした。27点以下なら「軽度認知障害の疑い」となりますが、それよりも２点高いので点数的にはまったくの正常です。しかし、高学歴の人はこの検査では高得点が出る傾向がありますので、一般の基準値をそのまま当てはめることができません。そのため、１年後に再検査をすることにしました。

１年後の検査では認知症の症状のひとつ、振り向き徴候がみられ、ＭＭＳＥ26点と低下、他の検査でも記憶障害が進行していることがわかりました。

同伴したご家族の話を聞くと「もの忘れが進行して、趣味の囲碁もやらなくなった」「旅行中、クレジットカードをなくして大変だった」とのことでした。

この例のように、ＭＭＳＥの点数では認知症と言えず、すぐに診断はできませんが、経過を見て記憶障害が確実に進行していることが確認できれば認知症と診断し、治療を始めることもあります。

多くの病気はできるだけ早く治療を開始するほうがいいのですが、認知症はがんや心臓病とは違って、必ずしもあわてて治療する必要がありません。なかには、「治療をしないで大丈夫か」という不安を持たれる人もいるかと思いますが、アルツハイマー病では、数ヵ月から1年程度は治療が遅れても問題ありません。

どんな薬も副作用があります。診断を急ぎ、まちがった診断で不要な治療をし、むやみに薬を使用するのはかえってマイナスです。

Q&A　初診でよくされる質問

Q1　脳梗塞を50代前半で発症しました。幸いそれほど大きな後遺症は残りませんでしたが、最近、もの忘れが急に激しくなったような気がします。どこを受診したらいいですか?

A　まず、脳梗塞の再発や脳梗塞後のうつの発症がないか、かかりつけ医に診断してもらう必要があります。再発は、普通、MRI検査で診断がつきます。

検査の結果、認知症の疑いがあるようなら、もの忘れ外来やメモリークリニックの受診をご検討ください。

Ｑ２　認知症は早期発見すればよくなるのでしょうか？

Ａ　アルツハイマー病やレビー小体型認知症は、残念ながら完全に治す治療法はありません。しかし、認知症を起こす病気のなかには、早期の治療により根治が望める病気もあります。

たとえば感染症（脳髄膜炎）、ホルモンの異常（甲状腺機能低下症）やビタミン不足などは早期診断・早期治療がとても重要になります。それ以外に外科手術で治療ができる認知症（慢性硬膜下血腫や正常圧水頭症）もあり、こちらも早期発見と治療が重要です。

Ｑ３　認知症の手前の状態なら、回復すると聞きましたが、本当ですか？

Ａ　アルツハイマー病は、予防薬も完全に治す治療法もまだ確立されていません。残念ながら、認知症（アルツハイマー病など）の手前、つまり認知症予備軍も医療や薬で進行を十分に抑えることはできません。

日ごろから生活習慣病の予防、運動、趣味や将棋、ゲームなど頭を使って楽しんで行えることを続けることが予防につながります。

Q4　軽度認知障害でも、認知症に進む人と進まない人との区別はできますか?

A　通常の診察や検査では認知症に進む軽度認知障害と進まない軽度認知障害を区別するのは大変難しく、症状では判断できません。

もの忘れの進行スピードがどのくらいなのかが重要な判断材料になります。そのためには定期的な検査を行い、ある程度時間をかける必要があります。

最近では、最新の検査法アミロイドPETを行えば、時間をかけなくてもある程度判断できるようになりつつあります。今のところこの検査は健康保険が適用されず、一部の研究機関でしかできませんが、今後広く普及することが期待されています。

しかし、認知症手前の予備軍も医療行為や薬で進行を十分に抑えることはできないのが現状です。もし、最新の検査を受けたいなら、こういった現状を含めて医師から十分な説明を受け、理解して納得できたら、検査を受けるか判断することをお勧めします。

第３章　治る認知症・治らない認知症——最前線の知識で備える

認知症はもの忘れが初期に目立ちますが、そればかりが症状ではありません。判断力や実行力、感情のコントロールなど、これまで当たり前にできていたことができなくなっていきます。

認知症の医学的な定義をわかりやすく言えば、「記憶力や判断力などの知的能力が何らかの原因で低下し、次第に悪化して仕事や社会生活に支障をきたした状態」を言います。最近もの忘れが目立ってきたなと感じても、それまでできていた仕事や日常生活が問題なくできていれば認知症とは言いません。

一部の認知症は予防できますが、すべての認知症を完全に予防できるわけではありません。進行速度はゆっくりなものから急激なものまで、症状も人によりさまざまで、いくつものタイプがあります。もの忘れより人格の変化が目立つタイプ、幻覚や気分障害が出るタイプの認知症もあります。

高齢者だけでなく、働き盛りの40代、50代で発症する認知症もあります。遺伝や生活習慣にも影響されますが、誰でもかかる可能性がある病気です。認知症とまちがえられやすい別の病気もあり、適切な治療で治る場合もあります。

この章では、認知症の種類や病気の原因などについて解説します。認知症の正しい理解が、認知症とうまくつきあう近道です。

1　認知症になる病気を知る

認知症を代表する病気と言えば、アルツハイマー病です。認知症の中でもっとも多いのがアルツハイマー病で、全体のほぼ6割を占めます。

次に多いのが脳血管性認知症、3番目がレビー小体型認知症で、この3種類で8割半ば近くになり、これらを3大認知症と呼んでいます。

他にも、前頭側頭型認知症、病気や感染症、外傷、薬物やアルコールによるもの、まれですが遺伝が関係するものなどがあり、原因もさまざまです。認知症はこういったいくつかの病気の総称なのです（67ページ図7）。

昔は日本人には脳血管性認知症が多かったのですが、高血圧の治療が普及したため、最近は減少しています。一方、アルツハイマー病の割合は増加しています。

2　認知症の症状

認知症は知的能力全般が低下していきますが、症状の現れ方は認知症のタイプによって違います。

もっとも多いアルツハイマー病の症状を中心に見ていきます。多くは他のタイプの認知症にも共通しています。

中心となる症状は、記憶障害、見当識障害、理解・判断力の低下、実行機能の低下があります。これらは中核症状と呼ばれ、認知症そのものによる症状、中核となる症状です。

その他に、うつ、不安、焦燥、徘徊、興奮、暴力、不潔行為があります。これらは周辺症状と呼ばれ、本人の性格、環境、人間関係などが複雑に絡み合って生じるもので、もともとの本人の性格、周囲の対応の仕方、環境によって症状の出方が異なります。

中核症状であるもの忘れを劇的によくすることはできません。しかし、徘徊や暴力などの周辺症状は、周囲の対応次第では改善することもあります。

図7　認知症の分類と占める割合

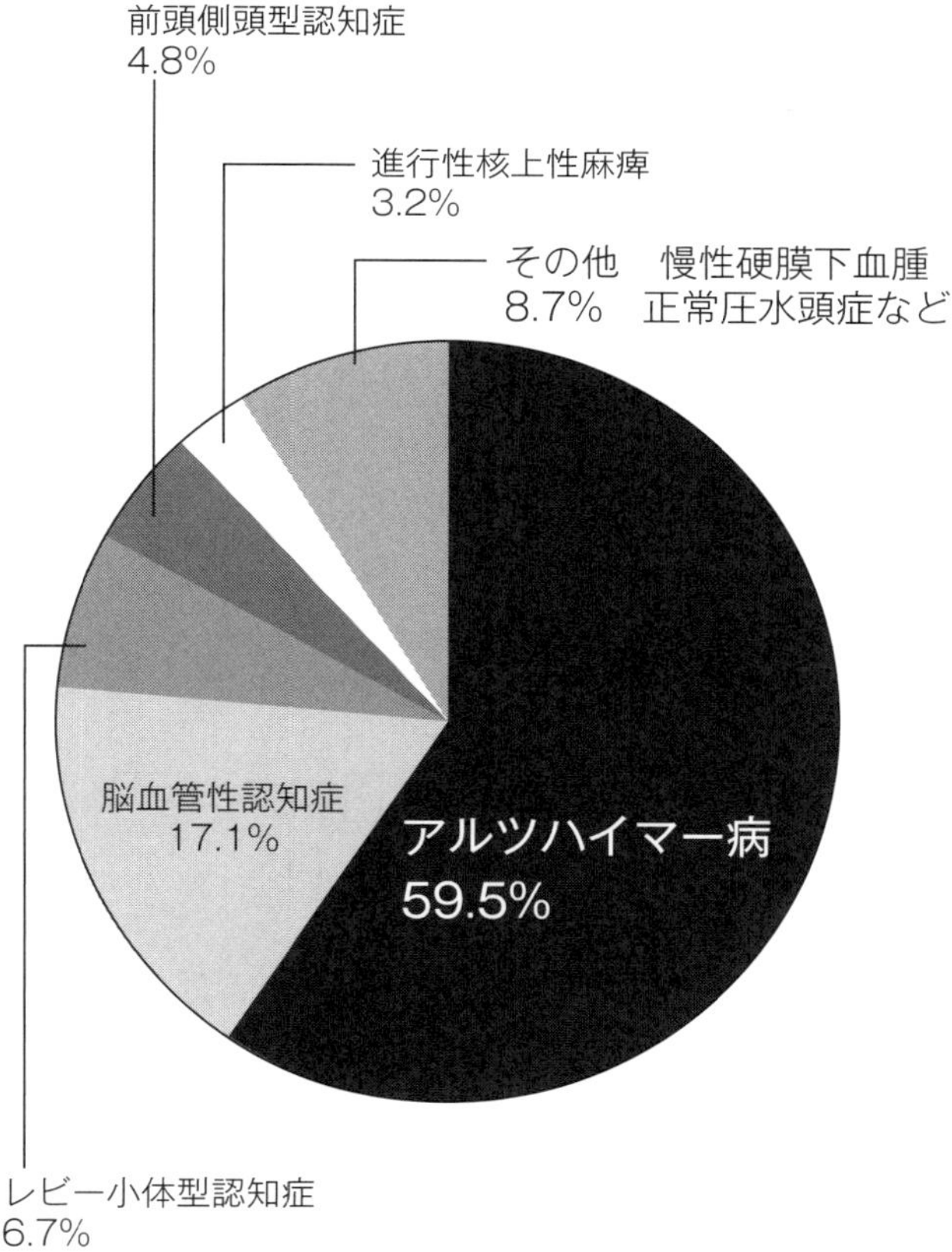

出典　慶應義塾大学病院メモリークリニック

最近のことを忘れることが多い

認知症、特にアルツハイマー病の初期には、もの忘れなどの記憶障害が出てきます。もの忘れの特徴は最近のことを忘れてしまうというものです。5分〜数日以内の記憶（近時記憶）ができなくなるからで、脳の海馬の萎縮と関係しています。

それに対して、昔の出来事や子ども時代の思い出は比較的よく覚えています。昔の記憶（遠隔記憶）は、進行するまで保たれるからです。また、学んだ知識や一般常識の記憶（意味記憶）は保たれます。勉強して覚えたことは比較的忘れにくいのです。

具体的には、少し前に食事をしたのに食べたことを忘れてしまう、今話していたことの内容をすっかり忘れる、病院に来た交通手段を忘れるなど、第1章で述べた危ないもの忘れの状態です。

認知症の記憶障害をコップにたとえてみましょう（71ページ図8）。

コップを記憶が蓄えられている入れ物とします。コップに水を入れるように、記憶はコップの上から注がれていきます。新しい記憶は上のほうにたまり、コップの底には古い記憶がたまっています。

正常な人はコップの背丈が高いので、新しく記憶が注がれてもコップからあふれることはありません。ところが、初期の認知症の人は、コップの背丈が低くなっています。コップの容量が小さくなるため、新しく記憶が注がれても記憶はこぼれてしまいます。新しいことが記憶できないのはそのためです。

認知症が進行するにつれ、コップの背丈は徐々に低くなっていきます。新しい記憶からこぼれていきますから、底にある古い記憶は最後まで残ることになるのです。

いったん低くなったコップの背丈・容量は元に戻すことはできません。

ただし、認知症のタイプによっては、記憶障害よりも、人格の変化、意欲低下などが目立つものもあり、もの忘れが目立たないために認知症だと気づきにくい場合もあります。

時間や場所、家族もわからない

もの忘れだけではなく、時間や場所、自分の家族や友人などがわからなくなります。これは「見当識障害」といい、初期は日時、季節がわからなくなります。

「今日は何月何日ですか」と質問しても答えられません。年号が怪しくなり、日時の感覚が薄れます。曜日や日時を忘れて、何度も聞くようになってくると認知症の疑いがあります。

また、季節の感覚がなくなってきて、適切な衣服が着られなくなります。次に地理感覚があやふやになってきます。なじみのあるところで迷子になったり、家に帰れなくなったりします。ひとりだけの買い物や外出は難しくなります。高齢者の徘徊の原因のひとつが、場所がわからなくなる見当識障害によるものです。

高齢者が行方不明になって、警察に保護されたというニュースが流れることがありますが、そのうちの多くの人は認知症と考えられます。外出して帰り道がわからなくなり、自分の家から遠く離れた場所で発見されたり、住所を聞いても答えられずに保護されたりします。

こういった行方不明の高齢者は、2016年には、警察に届けられた人だけで1万5000人以上で、前年より26%も増えていることがわかりました。

届け出がない人を含めると、その数は何倍にもなると考えられています。事故などに巻き込まれ、亡くなられた方もいます。こういった行方不明者は今後も増えると推定され、悲劇をなくすためにも、関係者だけでなく、社会全体で認知症の症状の理解が必要です。

さらに認知症が進むと家族や友人との関係がわからなくなります。初期の段階では、もの忘れで親しい人の名前を忘れることがよくあります。それでも、自分や配偶者、子どもの名

図8　認知症の記憶障害とは？　～アルツハイマー病の場合～

〈認知症の初期症状〉

特徴1

ご飯を食べたなど自分の体験したことの記憶（エピソード記憶）が最初になくなる一方、一般常識の記憶（意味記憶）は保たれます。

特徴2

５分～数日以内の記憶（近時記憶）がなくなるものの、昔の記憶（遠隔記憶）は進行するまで保たれます。

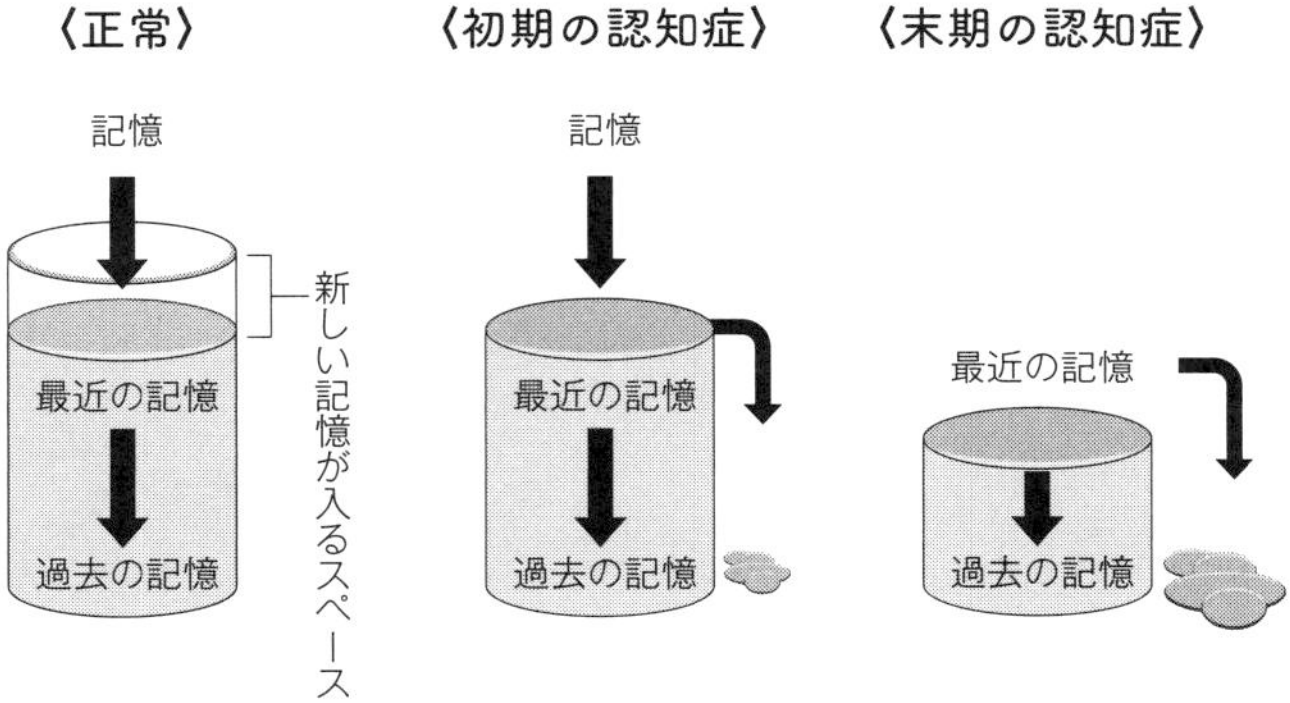

コップに記憶という水が入るとして、新しい記憶が入るスペースがなくなると、あふれてしまうので覚えられないのです。

前や顔は覚えていることが多いのですが、進行するにつれ、自分のもっとも近しい人の名前、顔などもわからなくなります。一緒に暮らしている家族に対して「あの人は知らない人」「誰ですか?」などと言ったりします。

時間感覚の混乱にともない、息子や娘を友人や死んだはずの家族と勘違いするようになります。これは見当識障害の重症の段階です。

理解するスピードが遅くなる

離れて住んでいた認知症の親を子どもが引き取って同居したら、これまでになかった不安感やイライラ、混乱などの症状が出て、認知症が進行したように見えるという話をよく聞きます。

たとえば、こんな例があります。

高齢になったため、住み慣れた自宅から、息子夫婦の家に引っ越した認知症の女性が、新しい環境に慣れず、落ち着きがなくなり怒りっぽくなりました。

風呂の場所やシャワーの使用法も覚えられず、風呂にも入らなくなりました。また、夕方になると、幼少期に住んでいた実家に帰ると言い出して外に出て行ってしまい(帰宅妄想)、徘徊も始まりました。

長年住み慣れた場所から、突然新しい環境に移ることは、認知症の高齢者には大きな負担となります。引っ越しによる変化を受け入れられなかったり、新しい環境であることを理解できず、パニック状態になる人も少なくありません。引っ越しだけでなく、旅行で初めての場所に行くと混乱してしまうこともあります。

家族旅行で旅館のトイレの場所がわからず失禁してしまったり、団体旅行で行楽地での自由行動後の待ち合わせ場所に戻ることができず、迷子になってしまう高齢者もいます。

これは認知症の症状のひとつ「処理能力の低下」によるもので、新しい環境に慣れにくくなります。入ってきた新しい情報にスムーズに対処することが難しくなるのです。

そのため、自分の置かれている状況を理解できず、不安感などから混乱することが多いのです。認知症の高齢者を旅行に連れていく場合には、不安や混乱を引き起こさないよう周囲の配慮が大切です。

また、冠婚葬祭で適切な行動がとれないことも多くなります。行事にふさわしい服装ができなくなり、葬儀の場で落ち着きがなくなることもあります。その場の状況に応じた言動がとれなくなるのです。理解し、適応する能力が低下してしまうからです。

これまで操作できたATMや電気製品、電話などの操作が困難になるのも、こういった能力の低下によります。

最近、認知症のドライバーによる交通事故が社会問題になっていますが、運転はとっさの判断や注意力が必要です。認知症になると情報の処理能力が低下し、事故を起こしやすくなります。長年無事故だったベテランドライバーが交通違反を何度か起こし、認知症がわかった例もあります。

2017年春から、75歳以上の高齢ドライバーの認知機能検査が義務付けられるようになりました。検査を受けた全国の43万1338人の高齢者のうち、2・7%にあたる1万1617人が、認知症の疑いがあり、医師の診断が必要と判定されました。認知症となっても気づかずにハンドルを握っている人がかなりいると考えられます。

初期であれば認知症でも、運転能力があまり落ちず、事故を起こすリスクの低い人がいるとの説もあります。交通の便が悪い地域に住んでいる場合には、車が必要不可欠でしょう。即座に全員から運転免許を取り上げることが難しいという考えも理解できます。しかし、現時点では認知症と診断されたら運転をやめさせなくてはなりません。

また、認知症が疑われたドライバーは、医療機関で適切な診断を受ける必要があります。

人によって運転免許を取り上げて運転をやめさせたとたん、元気がなくなり認知症症状が進んだという例がありますが、運転の中止で脳の障害が進むことはありません。別の交通手段を確保してあげたり、新たな趣味や知的活動を積極的に促して、活動性を落とさないよう配慮してください。

計画も実行もスムーズにいかない

よくある症状は料理ができなくなることです。料理は何を作るかを計画し、手順どおりに行うものです。認知症になると計画して実行する機能が低下していきます。

たとえば、料理が得意で手の込んだ料理を作っていた人が、単純なものしか作れなくなったり、味付けがおかしくなったりしたら、認知症の可能性があります。

主婦として長年家事をこなしてきた人が、料理や掃除をしなくなり、部屋が散らかってきたことで、家族が気づいたこんな例があります。

料理が得意だった80歳の女性は、遠くに住んでいる息子夫婦や孫が来ると、必ず手づくりのミートローフとチーズケーキでもてなしていました。ところが、ある年から手料理を出さなくなり、買ってきたフライドチキンとお菓子だけで、食器も紙皿でそのまま捨てていました。息子たちが普段の様子を尋ねると、「料理がおっくうだから昼も夜もコンビニ弁当しか食べていない」ということでした。

これまできちんと料理を作っていた母親の変化に、息子夫婦がおかしいと気づき、受診して認知症であることがわかりました。

また、好きだった習い事や趣味をしなくなり、ものごとへの興味が失われるといった意欲や好奇心の低下も現れます。社交的で外出が大好きだった人が、外出をしなくなりひきこもる、仲良しの友人とも会わなくなるといった変化も、認知症を疑う状態です。

これらは自発性や実行能力の低下が原因です。自発性や実行能力はおもに脳の前の部分、前頭葉が関係していると考えられていますが、認知症ではここの障害もみられます。

前頭側頭型認知症では、早い時期にこの部分が障害されていることが画像などでもわかりますが、アルツハイマー病でも進行してくると海馬の次に前頭葉が障害されてきて、自発性や実行能力の低下が現れてきます。

3　タイプ別に認知症を知る

認知症にはいくつものタイプがあり、原因もさまざまです。それぞれのタイプについてくわしく説明します。

アルツハイマー病

認知症でもっとも多いのがアルツハイマー病です。この病気を最初に報告したドイツの精神科医ロイス・アルツハイマー博士の名前からつけられました。

普通は65歳以上で発症する高齢者の病気ですが、それより若い人でも発症します。65歳未満で発症した場合は「若年性アルツハイマー病」と呼ばれています。30〜40代でも発症し、一部は遺伝が大きく影響すると言われています。

とはいえ、年齢による区別があるだけで、基本的には両方とも同じ病気と考えられています。症状や病気のメカニズムに大きな違いはありません。

若年性の患者数は男性のほうが多いのですが、65歳以上の場合は、女性のほうが1・5倍ほど多くなっています。職業や社会的地位などに関係なく、誰にでも発症する可能性があります。有名人のなかにも、この病気にかかった人は多く、たとえば、米国のレーガン元大統領は、大統領を退いて5年後にアルツハイマー病を公表しています。

診断が難しく1〜2割が誤診

実は、アルツハイマー病の診断は大変難しく、経過を見てからでないと診断できないことも多いのです。専門医でも1〜2割程度は誤診しているのが実状です。アルツハイマー病と思って治療をしていても、亡くなられてから病理解剖をすると、別の病気だったということもあるのです。

ただし、まちがえていた病気のほとんどは別のタイプの認知症（レビー小体型認知症など）で、治療薬（抗認知症薬）はほぼ同じです。誤診だからといって治療に差し障ることは通常ありません。

アルツハイマー病では、脳の中に2種類のたんぱく質（ベータ‐アミロイドとタウ）がたまっているのが特徴です。これらのたんぱく質は、いわば「脳のゴミ」といったもので、年齢とともに誰でも少しはたまっていきますが、アルツハイマー病の人はゴミが大量にたまっていきます。ですから、これらの脳のゴミが大量に蓄積していることが確認できて、初めてアルツハイマー病かどうかの確定診断ができます。

しかし、この診断は簡単にできるものではなく、外科手術で脳の一部を採取し、顕微鏡で確認しなくてはなりません。確実な診断法とはいえ、そこまでして診断する必要がないため、普通は行わないのです。つまり、生前にアルツハイマー病の確定診断ができることはまずありません。

ゴミの蓄積はCT、MRIによる検査でもわかりません。これらの画像検査では、記憶を司る海馬や脳のてっぺん（頭頂葉）の萎縮の程度がわかります。

ここが萎縮して小さくなっているからといってアルツハイマー病とは断定できません。というのは、正常な高齢者でも萎縮する人がいて、画像だけでは区別が難しいからです。脳の画像検査を行うのは、脳血管性認知症や正常圧水頭症など別の認知症がないかどうかを確認するためなのです。

脳の血のめぐりの検査でも、確実な診断はできません。この検査で、脳の側頭葉や頭頂葉の血流が低下していると、アルツハイマー病の確率が高くなります。ただし、他の病気などでも同様の現象がみられることがあり、確定はできません。

ちなみに、血のめぐりが悪くなるからアルツハイマー病になるわけではありません。記憶障害の結果、血のめぐりが悪くなるのであって、原因ではありません。「血のめぐりをよくすれば記憶障害が治るのでは」と勘違いする人がいますが、アルツハイマー病では血のめぐりをよくしても記憶障害はよくなりません。

脳のゴミが脳細胞を死滅させる

アルツハイマー病は脳にゴミが大量にたまることが原因で発症します。ゴミとは2種類のたんぱく質(ベータ-アミロイドとタウ)で、最初にたまるのがベータ-アミロイドとされています。ベータ-アミロイドが塊になったものを老人斑といい、名前からわかるように、高齢になると誰もに程度の差こそあれ、ある程度はできている自然な加齢現象です。人間だけではなくサル、イヌ、クマでも高齢になると脳に同じ老人斑ができます。40代で発症する若年性アルツハイマー病の人は、20代のころからすでにゴミがたまり始めていると言われています。

老人斑ができると、もうひとつのゴミ、タウが神経細胞の中にたまり始めます。タウがたまって塊になる(神経原線維変化)と、神経細胞が最終的に死んでしまいます。脳の神経細胞が死滅していくと、次第に記憶力などが衰えていくのです。

なかでも記憶を司る海馬は神経細胞が侵されやすく、もの忘れが最初に目立ってきます。特に、海馬は新しい記憶を保管する場所ですので、新しいことが覚えられなくなります。

アルツハイマー病が発症する元凶がこれらのゴミの蓄積ということが明らかになったことで、治療の糸口が見つかったことになります。

現在、ゴミを取り除くための研究や薬の開発が、世界中で進められています。

程度の差はあれアルツハイマー病はゆっくり進行していく病気です。記憶や判断力、意欲などが衰えていき、平均して５～10年で支援や介護が必要になります。

プレクリニカル認知症

アルツハイマー病は段階的に進行します（29ページ図２）。プレクリニカル認知症は、前に述べたとおり軽度認知障害の前の段階で、記憶障害などの症状はほとんどありません。脳のゴミであるベータ - アミロイドがたまり始めた状態です。

脳細胞へのダメージはないので、一般的な検査では、異常は見当たりません。自覚症状もなく、静かにゴミの蓄積が進行し、10～15年くらいかけて次の軽度認知障害に進むと考えられています。

軽度認知障害

アルツハイマー病の前段階の状態です。認知症予備軍とも呼ばれ、同年代の人よりもの忘れがはっきりしてきた状態です。もの忘れによるミスなどが以前より増え、周囲からもおかしいと思われ始めます。

同年代の人よりもの忘れがいちじるしくても、自立して生活ができます。仕事や家事、社会生活に大きな支障が出るわけではありませんが、脳のゴミ、ベータ - アミロイドがかなりたまった状態で、もうひとつのごみタウもたまってきています。もの忘れにともない脳細胞のダメージが出現し進行します。

軽度~終末期の進行の仕方

[初期] 軽度 認知症簡易検査 MMSE21~25点/30点満点中

軽度認知障害から本格的なアルツハイマー病になると、記憶障害や日付の感覚がなくなり仕事や日常生活に支障が出るようになります。脳のゴミ（ベータ - アミロイドとタウ）が相当たまった状態です。もの忘れにともない脳細胞のダメージが進行します。

被害妄想が出ることもあり、「お金を盗まれた」「誰かが宝石を持っていった」と言って、実際にはないのに被害を訴える人もいます。これは「もの盗られ妄想」といい、女性によくみられます。

車の運転を続けられる人もいますが、注意力や判断力が低下するため、事故を起こしやすくなります。認知症と診断されたら、初期でも運転は中止しなくてはなりません。

平均して5〜10年で、次第に自立した生活ができなくなります。ただ、進行の度合いや症状の出方は、その人の年齢や合併症、性格、置かれた環境などによっても違ってきます。

軽度のおもな症状

①料理の段取り、家計の管理、買い物に支障が出る
②探し物が増えるが、自分で衣服を選んで着ることができる
③薬の管理は困難
④将来の計画を立てたり、段取りをつけることができない
⑤日付や時間が混乱する

⑥ 身なりを整えること（整容）はできる

［中期］ 中等度　MMSE11～20点、やや高度　MMSE10点以下

症状がより重症化します。食事、風呂、トイレ、着替えなど日常生活のほとんどに介助が必要になります。人により程度の差はありますが、ひとり暮らしは困難になってきます。ひとりでの外出も難しくなり、個人差はありますが、家族の顔の判別もできなくなります。

さらに進行すると、次第にコミュニケーションがとれなくなり、食事をする意欲もなくなり、寝ていることが多くなります。

中等度のおもな症状

① 適切な衣服を選んで着ることができない
② 買い物をひとりですることができない
③ 入浴を嫌がり始めるが、体は自分で洗える
④ 家庭生活でいろいろなことをひとりでできなくなり始める
⑤ 場所がわからなくなり迷子になる

⑥ 帰宅妄想

やや高度のおもな症状

① 入浴で、体をうまく洗えない
② 尿便失禁がみられる
③ 人物の認識に混乱がみられる
④ 介護環境によっては施設入所の必要が出てくる

［晩期］　終末期　MMSE検査困難

発症から15年くらいで、最終的には寝たきりで口から食べることができなくなります。誤嚥《ごえん》のリスクが高まるため、生きるためには胃瘻《いろう》などからの流動食の摂取が必要になり、いわゆる延命治療が必要となります。

最近では、寝たきり状態でも延命治療を施せば、かなりの期間、長生きできるようになりました。ただし、改善の望めない進行した認知症の方に延命治療をするかどうかは、意見が分かれるところです。

本人が元気なときに延命治療を希望しないという明白な意思表示があれば、行わない場合もあります。本人の意思表示がない場合は、家族の希望も考慮されます。

最終的には、肺炎、心不全などの合併症で亡くなりますが、アルツハイマー病自体で亡くなることはありません。日本人の平均寿命が延びているのと同じように、アルツハイマー病の人の寿命も年々延びています。最近は、別の重い病気、心臓病、がんなどを発症し、亡くなる人が増えています。

終末期のおもな症状

① 言葉が途切れ途切れになる、完全な文章を話せなくなる、日常会話ができない
② 家族もわからなくなる
③ 歩行能力の喪失、歩くのが難しい
④ 介助なしでイスに座れない
⑤ 笑う能力の喪失
⑥ 最終的には意識低下し、寝たきりとなる

脳血管性認知症

認知症の約2割を占める脳血管性認知症は、脳卒中に関連して発症する認知症です。脳卒中は脳の血管が詰まったり破れたりして起こります。大きくふたつのタイプがあり、血管が詰まると脳梗塞、血管が破れて血が漏れるのが脳出血です。脳出血の中でも脳の周りの血管の一部にできた瘤から出血するものをクモ膜下出血と言います。

脳卒中は認知症の原因のひとつで、初めて脳卒中になった人のうち、認知症を発症する人は10人にひとりです。脳卒中が再発すると、さらに確率が高くなり3人にひとりが認知症を発症します。脳卒中を発症して5年後には、3人にひとりが認知症になるという報告もあります。

脳卒中のなかには、「隠れ脳梗塞」といって、小さい血管が詰まっているが、症状が出ない脳梗塞（無症候性脳梗塞）もあります。症状がないため本人も気がつきません。しかし、実際には小さい脳梗塞がたくさんでき、これが積もり積もって認知症の発症につながるとされています。

また、高血圧を治療しないでいると、脳の血管が広範囲に傷む「ビンスワンガー型白質脳症」と呼ばれる認知症を発症します。

脳血管性認知症は予防できる

このように脳血管性認知症は、血管が傷つくことと深く関係していることがわかります。そのため、高血圧や脳卒中、脂質異常症、糖尿病を治療し、喫煙者は禁煙するなどして血管へのリスクを減らせば、脳血管性認知症は予防できます。

実際、英国や米国、スウェーデンなどの北欧では、認知症が減少傾向にあります。これらの先進国では、生活習慣病の改善や前述した高血圧などの治療が普及しており、このことが脳卒中、認知症の減少に結びついていると推測されています。

また、日本でも脳血管性認知症が減少しているのはこのためです。

脳血管性認知症はCT、MRIによる画像検査で脳卒中が見つかれば診断ができます。

なお、脳血管性認知症の人にはアルツハイマー病にもかかっている人が多くみられます。両者が合併しているものを混合型認知症と言います。脳血管性認知症と診断されていた患者さんが亡くなったあと、脳の病理検査をすると、アルツハイマー病の特徴である「脳のゴミ」がたくさんたまっている人がかなりいます。

再発防止が進行させない秘訣

脳卒中を起こしていることが多いため、多くの人が歩行障害、言語障害、麻痺、感覚障害をともなっています。アルツハイマー病だけでは麻痺や感覚障害は起きません。

また、意欲の低下、抑うつ、わずかな刺激で過剰に泣いたり笑ったりする情動失禁も多くみられます。

脳卒中の積み重ねで悪化するためガクンガクンと症状が階段状に進行することが特徴的で、アルツハイマー病がなだらかに進行するのとは対照的です。

残念ながら脳卒中による認知障害は、ある程度時間が経ってしまうと完全には治りません。そのため脳卒中の再発予防がもっとも大切になります。第４章で予防の方法についてはくわしく述べますが、生活習慣病に共通する高血圧、糖尿病、脂質異常症などの改善、禁煙、血液をサラサラにする薬の服用などが中心です。

アルツハイマー病に使う抗認知症薬は多少有効ですが、アルツハイマー病に対するほどの効果は期待できません。

レビー小体型認知症

３番目に多いのがレビー小体型認知症です。１９７６年に小阪憲司・横浜市立大学名誉教授によって世界で初めて存在が知られるようになりました。パーキンソン病に症状やメカニズムが似ており、このふたつは親戚のような病気（近縁疾患）と考えられています。

パーキンソン病もレビー小体型認知症も、レビー小体というたんぱく質の塊が大脳の神経細胞の中にたまっています。このたんぱく質はアルファ‐シヌクレインと呼ばれ、種類は違いますが、たんぱく質のゴミがたまるという点ではアルツハイマー病と同じです。

レビー小体型認知症の約８割はアルツハイマー病の脳でみられるゴミ（ベータ‐アミロイドとタウ）もたまっていることがわかっています。アルツハイマー病との区別が難しく、合併していることも多いのです。

座敷わらしは幻視だった

最大の特徴は、くり返し現れる幻視です。人物、虫などが見えることが多く、夕方など薄暗くなる時間帯に多く出現します。

「5歳くらいの子どもが何人も家に勝手に入ってきた」「青い作業服を着た人がそこにいる」など、幻視は非常にリアルです。

幻視はありますが幻聴はなく、音や声は聞こえません。東北地方に古くから言い伝えられている座敷わらしは、レビー小体型認知症の人が家の中で子どもを見たという幻視が元になっているのではないかと言われています。

また、パーキンソン病の近縁疾患ですから、パーキンソン病様症状（パーキンソニズム）も合併します。パーキンソニズムとは、手足のふるえ（振戦）やこわばり、動作が緩慢になる、歩幅が小刻みになり前のめりに歩く、体のバランスがとりづらくなり転倒しやすいといった症状のことです。

レビー小体型認知症の全員に現れるのではなく、人によってはほとんど出ないこともありますが、最初は、25～50％の人に、進行すると8割の人にこの症状が現れます。

特徴的な症状の3つ目は、睡眠時の異常行動です。睡眠中に突然大声を出したり暴れたりします。これはレム睡眠行動異常といい、夢を見ているときに夢の内容と一致した行動をとります。認知症やパーキンソン病様症状が現れる数年前からみられることが多いです。

また、意外なことに嗅覚の低下が認知症やパーキンソン病様症状に先行して出ます。自律神経にも影響が出て、便秘、排尿障害、起立性低血圧などが起こります。

アルツハイマー病とまちがえられやすいと述べましたが、典型的なものは症状から診断がつきます。記憶障害などは、日や時間帯によって波があります。それに対して、アルツハイマー病ではそれほどの変動はありません。さらに、アルツハイマー病よりも抑うつ状態になることが多く、この病気に先立ってうつ状態になることがあります。

レビー小体型はアルツハイマー病よりやや高齢になって発症する傾向があります。運動障害が起こるため、数年以内に車いすが必要になる人も多く、要介護度が高くなりがちです。早い時期から、介護態勢を整えておく必要があります。

脳血流やドーパミンに変化が

CT、MRIで脳の画像を撮ってもわかりませんが、脳の血のめぐりを見る検査（脳血流シンチグラフィー）や脳の中のドーパミンの量を測るDATスキャンという検査が診断に役立ちます。脳血流検査ではレビー小体型の人は、頭の後ろ（後頭葉）の血流が悪くなっています。

ドーパミンを測る検査では、脳の深いところのドーパミンの量が少なくなっています。

また、心臓交感神経の異常があるかどうかの検査（ＭＩＢＧ心筋シンチグラフィー）では、この病気の９割の人に異常がみられます。

これらの検査でアルツハイマー病との違いを見分けます。

パーキンソン病と認知症

パーキンソン病は脳の中のドーパミンと呼ばれる物質が減少し、おもに体の動きが悪くなります。病気の期間が長くなると認知症を合併することがあります。パーキンソン病の人はそうでない人より３倍も認知症になりやすいと言われています。

症状は、パーキンソン病様症状（パーキンソニズム）です。手足のふるえや筋のこわばり、ゆっくりな動作、歩行障害（ちょこちょこ歩き）、体のバランス障害などが特徴です。

これらの症状が出る前に、匂いがわからなくなる嗅覚障害が現れることがあります。そのため、最初は耳鼻科を受診して、「数年前から匂いがわからなくなっていた、食べ物がおいしくない」と訴える患者さんが多いのです。

また、睡眠中に大声を出したり、手足をバタバタさせたりする症状（レム睡眠行動異常）が出ることが多いのも特徴で、やはりパーキンソン病を発症する数年前からある人もいます。

治療は運動症状を改善させるL-ドーパ（DOPA、商品名レボドパ）と呼ばれる特効薬があります。減ってしまったドーパミンを補う薬です。完全に治すことはできませんが、体の動きがスムーズになり症状が改善されます。レビー小体型認知症でも効果があります。

パーキンソン病は今では治療をきちんと行えば、天寿を全うできるようになっています。パーキンソン病を患っていた第264代ローマ教皇のヨハネ・パウロ2世は、05年に84歳で亡くなりましたが、その少し前まで仕事をしていたと言われています。

その他、パーキンソン病と似たパーキンソン症候群という難病も、もの忘れや人格の変化といった認知症を合併することがあります。認知症の症状が最初に現れて、もの忘れ外来を受診し治療を続けているうちに体の動きが悪くなってきて、初めてパーキンソン症候群と診断されることもめずらしくありません。

医療費助成対象疾病の指定難病で、条件を満たせば医療費の助成が受けられます。

前頭側頭型認知症

脳の前の部分である前頭葉が、おもに痩せてくる病気です。もの忘れはあまり目立ちません。自分勝手な行動や反社会的行為、万引きや窃盗などを起こし、刑事事件となることもあります。

さまざまなタイプがありますが、代表的なものにピック病があります。ピック病は、アルツハイマー病でたまるゴミ、タウたんぱく質がたまるのが原因です。ただし、アルツハイマー病の元凶であるもうひとつのゴミ、ベータ-アミロイドはたまりません。

前頭葉や側頭葉という理性や高度な思考を司る場所が侵されるため、理性で自分をコントロールできなくなります。こだわりが強く、自分勝手になり、家族や友人からは人格が変わったと見えます。もの忘れがあまり目立たないため、すぐには認知症と気づかないこともあります。

病気が引き起こす反社会的行為

前頭葉が痩せていくという特徴から、次のような行動をとるようになります。

① 自分勝手な常識外れな行動

ルールを無視した自分勝手な行動をとります。特に、自動車の運転は大事故につながりますので、早急に運転をやめさせる必要があります。万引きや痴漢などの反社会的な行動を行うこともあります。罪を犯しても本人には罪悪感がなく反省しませんし、注意されると逆に怒り出すこともあります。

② 同じ行動をくり返す（常同行動）

毎日決まった時間にまったく同じコースを通って散歩（周徊と言います）をするなど、規則的な行動をくり返し、時刻表的行動と呼ばれます。アルツハイマー病でみられる徘徊とは異なり、迷子になることはほとんどありません。

③ 異常な食行動

同じものばかり食べたり、特に甘いものを大量に食べたりします。

④ 注意力の低下

話をしていてもじっと聞いていられず、急に立ち上がってどこかへ行ってしまうこともあります。

⑤ 感情の異常

周りに関心がなくなり、自分から何かをしようという自発的な気持ちがなくなります。同時に、感情の変化がなくなり、他人に共感することや感情移入ができなくなってきます。逆に興奮したり、多幸的になる場合もあります。

⑥ 言葉の障害

言葉がなかなか出てこなくなり（失語）、会話が成立しなくなります。文字の読み違いや、言葉の意味がわからなくなり「エンピツってなんだっけ」など質問をくり返します。会話の内容とは関係なく、何を聞いても同じことを言い続ける（滞続言語）といった言語の異常も起こります。

穏やかで常識的な人が、急に人格が変わり、周囲とトラブルを起こしたり、万引きなど犯罪をくり返したりするようなら、この認知症の可能性もあります。早めの受診が必要です。

若年性認知症

認知症は65歳以上の高齢者の病気と言えますが、若い人でも発症します。64歳以下の認知症を若年性認知症と言います。患者数は４万人弱、男性のほうが女性より多く、30代まではそれほど多くはありませんが、左ページの図９のように40代、50代から増えてきます。発症の平均年齢は51歳とされています（２００９年厚労省調査より）。

働き盛りで発症するため、仕事や家族への影響が大きく、経済面、長期にわたる介護負担などが深刻な問題となります。

うつ病と診断されていないか

若年性認知症の原因は、脳血管性とアルツハイマー病、頭部外傷の後遺症によるものが多く、次に前頭側頭型の順番です。その他に、アルコール性認知症、レビー小体型がありますす。まれですが、感染症や遺伝性のものもあります（左ページ図10）。

うつ病やてんかん、甲状腺機能異常、ビタミン欠乏などでも認知症に近い症状が出るため、正しい診断が重要になります。

特に、うつ病などとまちがえられている場合が多く、診断が遅れる傾向があります。

図9　年齢階層別で見た若年性認知症の有病者数（人口10万人当たり、推計）

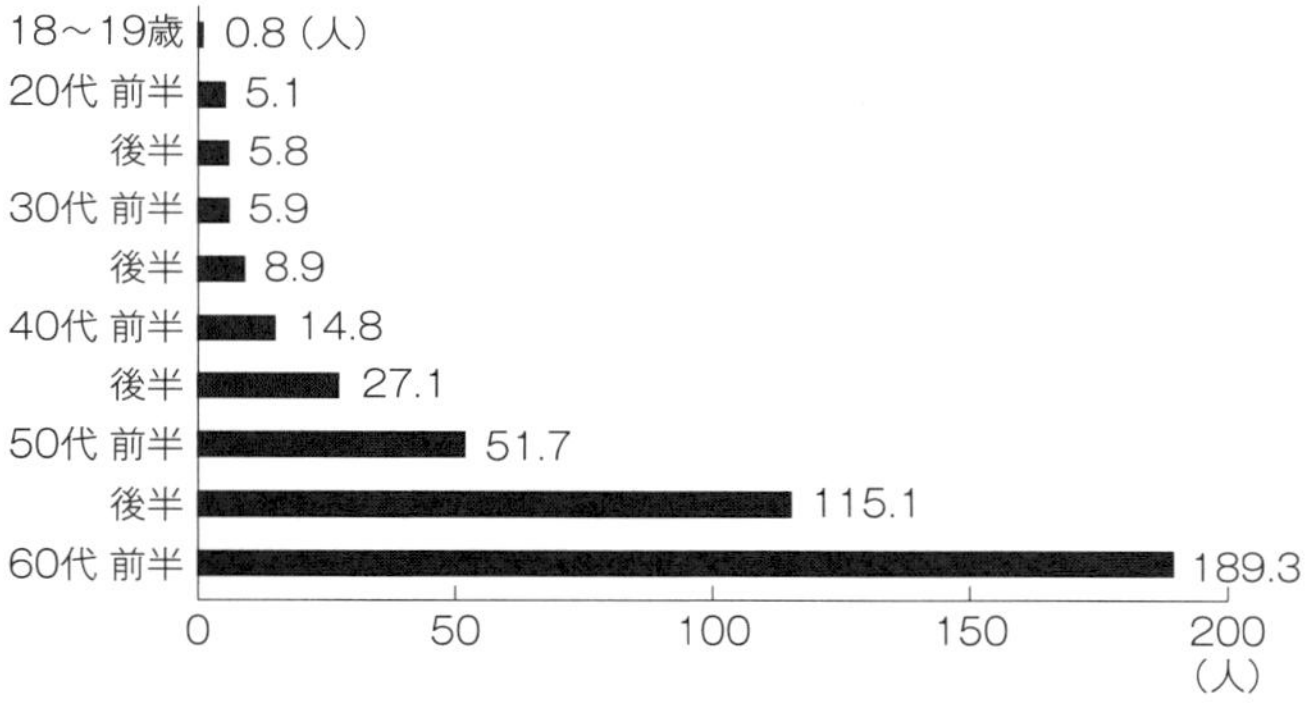

図10　若年性認知症の原因となる疾患

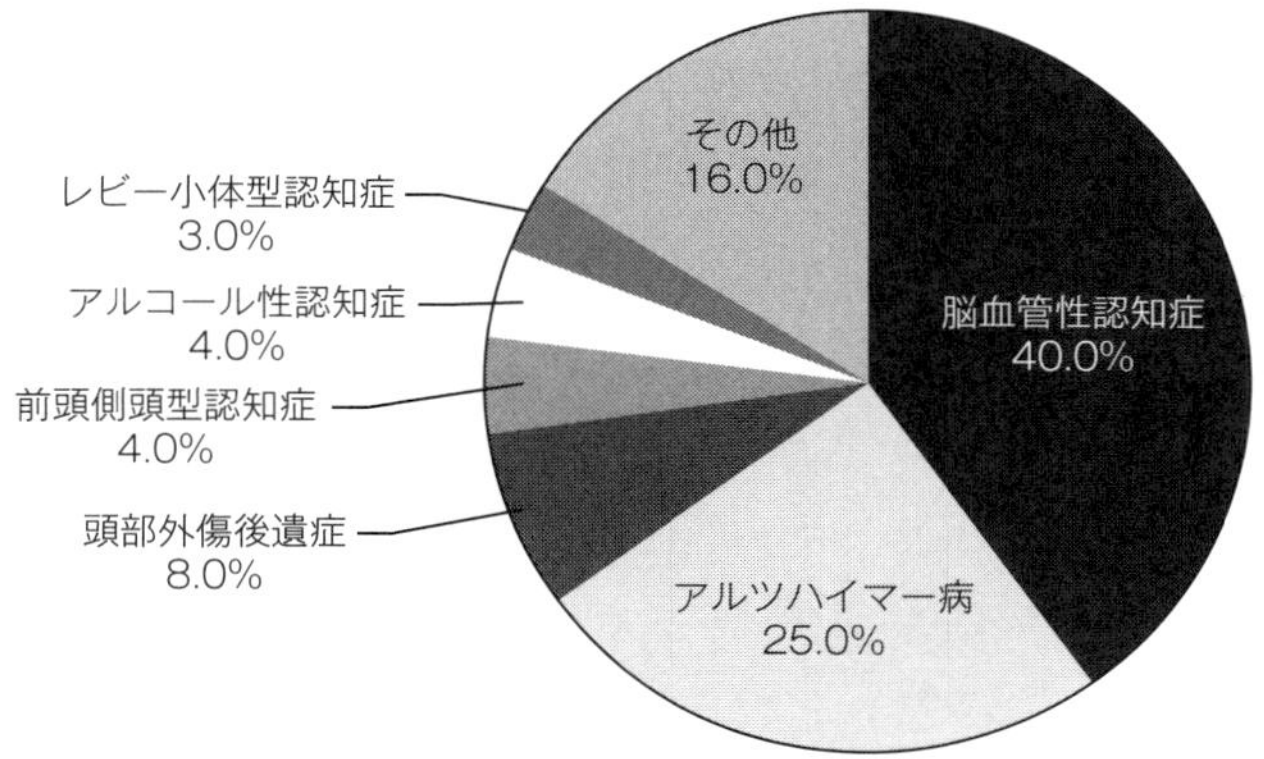

出典　若年性認知症ハンドブック（平成25年度版）
＊本図は用語統一のため一部改変しました

若年性アルツハイマー病と遺伝

若年性認知症の原因のひとつ、若いときに発症するアルツハイマー病は、遺伝が強く影響します。少なくとも3つの遺伝子が関わっていることがわかっています。

若年性アルツハイマー病のうちの一部が、この遺伝子によるものと考えられ、若年性アルツハイマー病全体の10％以下と言われています。

治る認知症の種類と対策

脳血管性認知症のほかにも、早期の治療により治る可能性が高い認知症もあります。ただし、治療の機会を逃すと、元に戻らないことがあります。早めに原因を突き止め、治療を開始する「早期発見・早期治療」が大切になります。

たとえば、感染症（脳髄膜炎）、ホルモンの異常（甲状腺機能低下症）やビタミン不足などは、認知症の原因となりますが、治療が遅れなければ薬でよくなります。

脳髄膜炎は細菌やウイルスなどの感染によって起こります。抗生物質や抗ウイルス薬などで治りますが、治療が遅れると認知症や難聴、水頭症などの後遺症が残ります。

甲状腺機能低下症は甲状腺から出るホルモンの分泌が少なくなる病気で、意欲や記憶力の低下が起こります。これは甲状腺ホルモンを服用すれば治ります。

また、ビタミンB類や葉酸が不足すると記憶障害などの認知症症状が出ます。ビタミンB_1やB_{12}が欠乏した場合、意識障害や認知症の症状が現れます。特に、胃を切除した高齢者や極端な偏食、酒をたくさん飲む人はビタミンB不足になりがちです。

ビタミン不足の場合には、早期に治療をして不足したビタミンを補充するなどすればよくなります。

手術で治る認知症

外科手術で治療ができる認知症もあります。

ひとつは、慢性硬膜下血腫です。脳の周りの静脈が切れてじわじわと出血し、血の塊（血腫）ができる病気です。血腫が大きくなると頭痛や手足の脱力、麻痺、意識がボーッとする、言語障害、もの忘れなどの症状が現れることがあります。さらに血腫が大きくなると、意識がなくなり昏睡状態になります。

高齢者は軽く頭をぶつけただけでも起こる可能性がありますので、高齢者の頭部外傷も要注意です。見逃せば命に関わる場合もあります。

手術は頭に小さな穴を開けて、血腫を取り除く穿頭《せんとう》術を行います。

ふたつ目は、正常圧水頭症です。この病気は、脳を浸している体液である髄液の循環が滞るため、髄液が脳にたまってしまう病気です。なぜ滞るか原因はわからないことがほとんどですが、自覚症状がない軽いクモ膜下出血や髄膜炎が原因とも言われています。

症状は、認知症、歩行障害、排尿障害の３つが特徴です。本人がいちばん困る症状は、歩行障害で、がに股になり小刻みな歩き方になります。足の裏が床にへばりついたようになり、なかなか一歩目が出ない状態（すくみ足）がみられます。

認知症症状としては、もの忘れが出てきて、一日中ぼんやりする、趣味などに興味を示さない、呼びかけへの反応が遅いなどです。ただし、アルツハイマー病のように重度な記憶障害はあまり起きません。

排尿障害には、我慢できずに漏れる切迫性尿失禁があります。

画像検査（頭部ＣＴ、ＭＲＩ）で正常圧水頭症が確認できます。もっとも重要な検査は、背中から針を刺してたまっている髄液を抜く検査です。この検査で、普通は30 ccぐらい抜くと歩行障害が改善されます。歩幅が広くなりスムーズになれば、正常圧水頭症であることが確定します。

治療は、脳室にたまった髄液を流し出すシャント術が行われます。

この手術を行うと最初に歩行障害がよくなり、そのあと認知障害と尿失禁が改善してきます。病気が進行すると手術の効果が薄れますので、早めの治療が必要です。また、高齢になると手術自体のリスクが出てくるため、健康状態を考え、手術時期を決めることが大切です。

実は、正常圧水頭症は血管性の認知症や他の病気とまちがえられやすく、見逃されていることもあります。シャント術を行えば8〜9割がよくなるので、治療の機会を逃さないためにも正しい診断がとても大切になります。

4　認知症とまちがえられる病気

認知症とまちがえられる病気では、うつ病、てんかんなどがよく知られていますが、これらの病気は見落とされていることがあります。適切な治療で治せることがありますので、正しい診断が重要になってきます。

老年期のうつ病なら改善できる

老年期のうつ病は認知症と症状がよく似ているため「うつ病性仮性認知症」という呼ばれ方をしています。認知症の初期症状なのかうつ病性仮性認知症なのか、あるいはその両者の合併したものなのか、この診断は、認知症にくわしい医師でも迷うことがあります。

アルツハイマー病と思われていた人のなかには、うつ病の治療で改善する人もいます。

もの忘れでメモリークリニックを受診した70代のBさんの場合も、診断が難しかった例です。家族が認知症ではないかと疑い受診したのですが、しばらくしてうつ病であることがわかりました。

Bさんは、50年連れ添った夫が亡くなり、2年ほど前からひとり暮らしとなりました。それまで海外で暮らしていた息子夫婦が、帰国して久しぶりに再会した母親の異変に気づきました。驚いた息子夫婦がBさんをメモリークリニックに連れてきたのです。

Bさんはそれまで趣味だった俳句もやらなくなり、家に閉じこもっていました。家の中は散らかったままで、衣服は乱れ、得意だった料理も作らず、食事はほとんどがコンビニ弁当でした。息子との約束の待ち合わせにも姿を見せず、仲のよかった友達とは疎遠になっていました。

来院時は表情が硬く、無気力な感じでした。画像検査では大きな異常はありませんでしたが、心理テストでは記憶、計算がほとんどできませんでした。ＭＭＳＥでは21点で認知症が疑われる点数です。

ところが、息子夫婦と同居を始めてから、表情が豊かになり、衣服の乱れもなくなりました。少量の抗うつ剤を使用したところ、趣味の俳句も再開し、得意だった料理もできるようになりました。

そして、１年後にはＭＭＳＥは27点に改善しました。

Ｂさんは配偶者を亡くされてから、孤独感と老後の不安からうつとなり、あたかも認知症のような症状が出たものと思われます。

症状がどれくらいの期間で、どう変化したのかは診断するための大切なポイントです。配偶者が亡くなる前後の３～４年ほどは、息子夫婦とも離れていたため、本人の症状の推移を知っている人がいませんでした。そのため、早期に診断することが難しかったのです。

うつ病の人は4倍近いリスクが

Bさんのようなケースは決してめずらしくはありません。

うつ症状がアルツハイマー病の前触れであることも多く、アルツハイマー病の人の1〜2割はうつ病にもなっているというデータもあります。一方、うつ病になった人は3・8倍も認知症になるリスクが高いというオランダの研究もあり、両者には強い関係があるのです。

そのため、うつ病なのかアルツハイマー病の初期症状なのか、専門医といえども識別が難しく混同されやすいのです。とはいえ、うつ病と認知症の症状には違いがあります。

うつ病は短期間に症状が変動します。また、認知機能の低下よりも食欲不振や不眠が高率にみられます。

気分の落ち込みは日によって変動があり、認知症様症状も波があるのが特徴です。アルツハイマー病には症状の波は基本的にありません。

うつ病では、自分を責めることが多く、他人と接することを嫌がり、ひきこもることが多いのですが、アルツハイマー病は逆に他人を責めたり、疑い深くなることが多くなります。

うつ病の人は知能テストなどを行うと、「わかりません、できません」と投げやりになり、質問に答えようとする努力がみられません。自分ができないことを強調するのが特徴です。食欲がない、眠れない、イライラする、不安を感じるといった訴えをすることが多くなります。

これに対して、アルツハイマー病ではもの忘れの言い訳をするなど、自分は正常であるかのように取り繕います。もの忘れなどで起こったトラブルは自分のせいではなく、家族や他の人のせいにするのが特徴的です。

診察室で、医師の質問に対して、付き添いの家族に振り向いて確認を求める「振り向き徴候」は、アルツハイマー病を示すサインです。

もの忘れの症状でも違いがあります。うつ状態がよくなっていくとともに、記憶障害も改善していきます。しかし、アルツハイマー病では記憶障害は元に戻ることはなく、次第に進行します。半年から1年ほどたつと、以前より症状が進行しています。

抗うつ薬を服用して、しばらくして症状が軽くなっていけば、うつ病や抑うつ状態の可能性が高くなります。

てんかんは誤診されやすい

てんかんも認知症と誤診されることが多い病気です。

実は、アルツハイマー病自体もてんかんを合併することがあり、アルツハイマー病患者の10～22％がてんかん発作を起こすと報告されています。認知症患者がてんかん発作を起こす確率は一般人よりも5～10倍高いことが知られています。認知症とてんかんにも密接な関係があることがわかります。

認知症が疑われたら、てんかん発作がないかどうかを確かめることが大切です。症状からは認知症と考えられたが、くわしい検査でてんかんであることがわかり、適切な治療でよくなる人もいます。

70代のCさんは仕事をリタイアしたあとは、毎週のように趣味のゴルフを楽しんでいました。ある日ゴルフからの帰り道がわからなくなり、以後の記憶もなく、帰宅したのは翌日でした。帰宅したときには多少の着衣の乱れがあったのですが、昨夜自分がどこに泊まっていたかも全然覚えていませんでした。

別の日、自宅での夕食中、Cさんは突然視線が定まらなくなり、しゃべらなくなったのです。妻の呼びかけにはかろうじて答えますが、まともな会話ができない状態でした。心配した妻が寝室に連れていきCさんを休ませたところ、次の朝はいつもと変わらない様子に戻っていたそうです。しかし、その後も同じような発作を数回くり返したため、妻にともなわれて来院しました。

初診時、検査では認知機能はまったく正常でMMSEは30点満点でした。また、MRI検査の画像でも、「かくれ脳梗塞」が数ヵ所ある程度で、特に認知症を疑うような結果ではありませんでした。

ところが、脳波検査を行うと、脳波に明らかな乱れがあり、これまで起きた一連の症状はてんかんによるものとわかりました。

抗てんかん薬での治療を開始してからは、脳波の乱れも落ち着き、発作症状はまったく出なくなりました。Cさんは若いころにはてんかん症状はなく、老年期になってから初めて発症したものと考えられます。

てんかんにともなう症状は、日によって、また時間によって波があります。つまり発作を起こしていないときは普通の状態なのです。

専門医に症状を正確に伝え、脳波検査を行えば、多くは診断がつきます。ほとんどのてんかんは、内服薬で発作を抑えることができます。適切な診断、治療が重要になります。

脳卒中からてんかんを発症

てんかんと聞けば、けいれん発作を連想する人は多いと思います。意識がなくなり、倒れて手足をガタガタさせるのが症状と考えるのではないでしょうか。しかし、てんかんにはけいれんが出ないタイプもあります。

急にぼんやりして、問いかけにも答えず、しばらくすると元に戻る。本人にはぼんやりしていた発作のあいだの記憶がありません。辺りをフラフラと歩き回ったり、口をモグモグさせるといった無意味な動作をくり返す（自動症）などの症状もよくあります。車の運転中に発作を起こし、事故を起こした高齢者が、検査でてんかんだったことがわかった例もあります。

子どものころに発症するてんかんはよく知られていますが、高齢者になって発症するてんかんがあることは、あまり知られていません。一部には遺伝性もありますが、てんかんの患者さんのほとんどに遺伝歴はありません。高齢者の場合、脳卒中が原因で起こる場合が多いのですが、原因がわからない人もたくさんいます。

患者数も意外に多く、100人にふたりの人は生涯に一度はてんかん発作を起こします。そのうち半分の人、つまり100人にひとりは再発し、治療を必要とします。

薬の副作用で出る認知障害

一部の薬には記憶障害などを起こすものがあり、認知症と似た症状が出ます。認知症の人は脳の中にあるアセチルコリンが減少しています。いくつかの薬のなかにはこのアセチルコリンを抑える働きがあります。持病などでこの種の薬を飲むと、アセチルコリンの分泌や働きを抑えてしまい認知障害を引き起こします。その場合は、薬を中止したり、同じ効き目の別の薬に替えたりすれば、よくなることがあります。

他にも不安をとる薬や睡眠導入剤などには、頭をボーッとさせる作用のある薬がありま す。薬の効果が強すぎたり、いつまでも体の中に残ってしまったりすると認知症のように見えることもあります。

おもな薬には、抗不安薬、抗うつ薬、抗けいれん薬、麻薬性鎮痛剤（気管を広げる薬）、排尿障害治療薬、胃酸分泌抑制薬、抗ぜんそく薬（気管を広げる薬）、抗パーキンソン病薬、抗ヒスタミン薬（アレルギーの薬）があります。

ただし、最近の薬は記憶障害などの副作用が少ないものが多く、使用法や用量を守って飲んでいれば、それほど問題はありません。むしろ、自分の勝手な判断で必要な薬をやめてしまうことのほうが危険です。必ず主治医と相談してください。

よくあるトラブルは、複数の医療機関からたくさんの薬をもらっていて、同じような薬が重複して出ていることを担当医が把握していないことです。重複を避けるためにも、薬局などでお薬手帳に必ず記載してもらい、主治医に呈示しましょう。

外来で大人の発達障害と判明

認知症専門外来を受診する患者さんのなかには、大人の発達障害の人がかなりいます。

大人の発達障害は、注意欠如・多動性障害（ＡＤＨＤ）と自閉症スペクトラム障害（自閉症やアスペルガー症候群などが統合されこう呼ばれています）に大別されます。

前者は、そそっかしい、落ち着きがない、忘れ物が多いなどがみられ、後者では、社会性の欠如、コミュニケーションがうまくとれない、こだわりが極端に強いという特徴があります。

大人の発達障害の人が、認知症専門外来を訪れるのには理由があります。発達障害の人は転職や人事異動などで職場や仕事が替わると、新しい環境や仕事にうまく対応できず、人間関係でもトラブルを起こしてしまうことが多いのです。

この障害を抱えた人は、一流大学を卒業していたり、専門資格を取得していることが多く、周囲も学歴や資格に見合った仕事ができるはずだと考えがちです。ところが、いざ仕事をさせてみるとミスが多かったり、大切な約束などを守れなかったりしてトラブルを起こしてしまい、「高学歴の人がこんなに仕事ができないのは、認知症になってしまったに違いない」と思われてしまうのです。

心配した職場の上司などに勧められ、認知症外来に来院される人もまれではありません。診察すると、記憶検査は正常、各種検査も異常はありません。本人も仕事や人間関係がうまくいかなくて困ってはいるのですが、何がいけないのか理解できていません。

こういった患者さんの多くは、学校の成績は優秀ですが、人間関係がうまく作れず、社会に出てからは仕事が長続きせず、職を転々としていることが多いのです。たまたま、新しい職場で気にかけてくれる人にめぐり合えて、医療機関を受診するきっかけになったという人もいます。

ご家族から話を聞いても、子どものときから同じような感じで、行動にも変化はないことがわかります。前述した特徴は認知症ではなく生来のものですから、進行はしません。最近はメディアが大人の発達障害について取り上げられ、ネットでもセルフチェックができますので、本人や家族がそうではないかと薄々感づいている場合もあります。

発達障害は薬で治るものではありません。しかし、診断されることで、これまで悩んできた原因がわかり、本人も周囲も納得できることもあります。仕事のやり方や環境、周囲の対応を調整することで、解決に向かうことができます。

Q&A　いろいろな症状への疑問

Q1　アルツハイマー病と認知症はどう違うのですか？

A　アルツハイマー病は、認知症を起こす病気のひとつで、認知症の代表的な病気です。認知症とはもの忘れなど、知的能力が次第に低下していき、仕事や社会生活に支障をきたした状態を言います。この状態を起こすのはアルツハイマー病だけではなく、多数の病気があります。

他にも、レビー小体型認知症や前頭側頭型認知症、脳卒中が原因の脳血管性認知症などがあり、アルツハイマー病がもっとも多く、認知症の6割を占めるため、認知症と言えばアルツハイマー病と思われることがあるのです。

Q2　母がアルツハイマー病だと診断されました。今は自分のことはだいたいできます。今後、自分のことができなくなるのですか？

A　個人差がありますが、認知症は、軽度、中等度、やや高度、終末期へと進行していきます。次の段階に進む期間は、2〜3年と言われています。つまり、10〜15年で、終末期にいたります。最終的には日常生活がほとんどできなくなり、介護が必要となります。

現時点では、まだ自分の身の回りのことができる初期（軽度）と思われますが、次第にできないことが増えていきます。個人差がありますが、5年くらいで自立した生活はできなくなる可能性があります。

Q3　母は初期の認知症でひとり暮らしです。今は、子どもも親族も近くには住んでいません。いつまでひとり暮らしができますか？

A　住んでいる環境や本人の性格などが大きく影響し一概には言えませんが、以下の状態になったら認知症のひとり暮らしは限界と考えてもよいかもしれません。

① 食事がきちんとできない

食事は自分で作れないが、誰かが用意してくれればひとりで食べられる状態ならば、ヘルパーさんのサポートや食事宅配サービスを利用してひとり暮らしは継続できます。食事がひとりでできなくなれば、ひとり暮らしは難しくなります。

② 家の中が不衛生

ゴミだらけになり、尿失禁など排せつ物の処理ができなくなれば、ひとり暮らしは厳しいでしょう。

③ 火の不始末が出てきた

ガスコンロなどの火の消し忘れなどが出てきたら、火事の恐れがあります。ひとり暮らしは危険です。ただし、台所・風呂・仏壇など火を使う場所すべてを電化して、自動的に火が消えるような設備があれば可能です。

④ 近所に迷惑をかける

暴言や暴力が出る、妄想が出てきて近隣とのトラブルが出てくると、ひとり暮らしは難しいでしょう。

⑤ お金の管理ができない

高額なものをむやみに買ったり、支払いができずにトラブルが起きたりすれば、家族がそばにいたほうが安心です。ひとりだけだと詐欺などの犯罪に巻き込まれる可能性がありま す。少額のお金だけを渡して、お金はご家族が管理しましょう。財産を守るためには「成年後見制度」という法律的に支援する制度が利用できます。

⑥ 徘徊が始まる

徘徊中に事故にあったり、行方不明や迷子になったりする危険があります。徘徊が頻繁に起こるなら、ひとり暮らしは困難です。

Q4　人間ドックで頭のＭＲＩ検査を受けました。ＭＲＩでアルツハイマー病かどうか診断できますか？

A　アルツハイマー病の診断は難しく、ＭＲＩなどの脳の画像検査だけでは診断はつきません。海馬や脳のてっぺん（頭頂葉）の萎縮が特徴的ですが、特に、初期の段階では画像だけでの診断は不可能です。

むしろ、脳の画像検査は、脳血管性認知症や正常圧水頭症など別の認知症がないかどうかを確認することが目的です。アルツハイマー病の診断には、画像、認知機能検査（54ページで紹介した心理検査など）を行い、さらに、しばらく経過を見て、症状の進行を確認してから総合的に診断します。

Q5　母親が認知症ですが、父が亡くなってから急に症状が悪化しました。認知症は急に悪化することがあるのですか？

A　大半の認知症は急に悪化することはありませんが、脳血管性認知症では急激に認知症が進む場合があります。

原因は、脳梗塞や脳出血が突然起きることによります。その場合は、普通は言語障害（ろれつが回らない、言葉が出ない)、麻痺(手足の力が入らない)、ふらつきや意識障害(ぼんやりする)をともないます。こういった症状が出たときは、できるだけ早く医療機関の受診が必要です。

一方、アルツハイマー病やレビー小体型認知症は、ゆっくりと進行します。これらの病気は基本的には急激に進行することはありません。しかし、家族が亡くなったり、引っ越しや旅行など環境が変化したりすると、興奮状態となり急激に進んだように見えることもあります。適応能力が低下しているため、環境の変化に対応できずパニックになるのです。

引っ越しや冠婚葬祭などでの振る舞い、服装などが明らかに不適切になり、認知症が悪化したように見えますが、これも普段とは違う状況に置かれたために、うまく周りに合わせられないからです。認知症が急に悪化したわけではありません。環境に慣れてくれば症状は治まっていくはずです。

よくみられるのは、他の病気やケガで入院したときに起こる譫妄《せんもう》です。入院中、過度に不安感が強くなり、興奮したり見当違いなことを言い出したりする症状が出ます。これも入院環境やストレスに対する対応ができなくなったためで、退院して元の生活に戻れば普通は改善します。

ただし、重い病気で入院し、体力を大きく失った場合は、必ずしも元の状態までは戻らず認知症が一段階進んでしまう場合もあります。

Q6　60代後半から血圧が高くなり、降圧剤を5年間常用していますが、服用してしばらくしてから、もの忘れをよくするようになりました。薬の影響でしょうか？

A　降圧剤により、血圧が下がりすぎている（上の血圧が100以下）と脳の血のめぐりが悪くなり、認知症のような症状が出ることがあります。

調子の悪いときに血圧を測定してみてください。極端に低血圧だったなら、薬の調整が必要です。主治医とご相談ください。

適切な血圧の値ならば、降圧剤を長期に飲んでも心配はいりませんし、脳血管性認知症の強力な予防になります。いちばん悪いのは、自己判断で薬の内服を中止してしまうことです。副作用が心配なら、まず主治医に相談してください。

Q7　母が認知症なのですが、私にも遺伝しますか？

A　認知症になりやすい家系というのはあります。親やその兄弟がアルツハイマー病だと、本人が認知症になるリスクは約3・5倍増すとの研究結果があります。だからといって、必ずしも認知症になるわけではありません。あくまでも発症するリスクが高くなるということです。

遺伝が強く関係するのは、若年性アルツハイマー病です。ある特定の遺伝子変化が関係しています。ただ、この病気は認知症全体から見れば数は少なく、むやみに心配する必要はありません。

認知症は年齢や環境の影響も大きく、前述のように80〜84歳では4人にひとり、85歳以上の半分以上は認知症というように、家族の中に認知症の方がいるからといってとりわけ心配したり、特殊な検査をしたりする必要はありません。

最近、認知症の遺伝子（アポE遺伝子）リスクをネットを介して簡単に調べられるようになっています。しかし、この遺伝子検査自体は、診断にも意味がなく、予防法や治療が確立していないこともあり、無用な不安を生むことにしかならないでしょう。専門医としてはお勧めできません。

Q8　父は夕方になると小さい女の子が居間にいると言い出すのですが、どう対応したらい

いでしょうか?

A　認知症のなかで3番目に多いレビー小体型認知症の可能性があります。幻視はこの病気の特徴的な症状です。

本人が、幻視であることをわかっている場合が多いので、頭から否定しないで「私には見えないので、見えているのはまぼろしかもしれませんね」と言えば意外と受け入れてくれます。

「あそこに見える人は悪さをしませんから、しばらくこちらに来てお茶でも飲みましょう」などと、視線や関心をそらすのもひとつの方法です。

抗認知症薬アリセプト(ドネペジル塩酸塩)を服用すると、幻視がおさまる場合もあります。

Q9　85歳の母が、ときどきボーッとして呼びかけにも応じず、正気になってもその状態を忘れていることがあります。認知症ですか?

A　てんかん発作の可能性があります。てんかんにはけいれんのないものもあり、周囲が気づかない場合もあります。記憶障害が出るため、認知症とまちがえられることもあります。

高齢になって発症するてんかんもあり、脳波検査でわかります。てんかん治療薬で適切な治療を行えば、多くの発作は治ります。

また、認知症の人はてんかん発作が起きやすく、両方が合併していることも多いため、早めに検査設備が整った医療機関を受診することをお勧めします。

Q10　パーキンソン病と診断されましたが、認知症と関連があるのでしょうか？

A　パーキンソン病は、脳の中のドーパミンと呼ばれる物質が減少し、おもに体の動きが悪くなる病気で、レビー小体型認知症と親戚のような病気です。
そのため、病気の期間が長くなると認知症を合併することがあります。パーキンソン病の人は、そうでない人の３倍も認知症になりやすいと言われています。

治療は薬物療法が中心です。ドーパミンの不足を補うL－ドーパという特効薬、脳内のドーパミンの受け皿を刺激する薬などが複数あります。しかし、アルツハイマー病と同様、完全に治すことはできません。

完治しないまでも、薬やリハビリで症状を抑えながら、生活することができます。平均寿命を超えて長生きされている人もたくさんいらっしゃいます。

Q11　友人の父親が手術で認知症が治ったと聞きましたが、認知症は手術で治ることもありますか？

A　認知症のなかには、手術で治るタイプがあります。

ひとつは、慢性硬膜下血腫です。血の塊（血腫）が周囲の神経を圧迫して、もの忘れなどの認知症症状、麻痺や言語障害などが起きます。大きくなった血腫を手術で取り除くと、認知機能障害が改善します。

ふたつ目は、正常圧水頭症です。脳の髄液である「水」がたまって、脳を圧迫する病気です。もの忘れが激しくなり、一日中ぼんやりする、趣味などに興味を示さない、呼びかけへの反応が遅いなどの認知症の症状が出るほか、歩行障害、排尿障害が出ます。血管性の認知症や他の病気とまちがえられやすく、見逃されていることもあります。

手術は脳室にたまった髄液を流し出すシャント術が行われます。この手術で、多くはよくなりますが、病気が進行すると手術の効果が薄れますので早めの治療が必要です。

水頭症と気づかず、対症療法を漫然と続けていると治療の機会を逃すことになります。正しい診断がとても大切になります。

第４章　認知症を予防する——効果最大は40～50代での予防

認知症の多くは、いったんかかると治すことはできません。薬で介護状態になる前の期間を延ばせるだけです。その意味では、早期発見・早期治療で治ることが多いがんより深刻な病気と言えます。治らない病気だからこそ、ならないための予防が重要になります。

世の中には認知症予防の情報が氾濫しています。CMやマスコミなどでは認知症予防のサプリメントや脳トレーニングが盛んに紹介されています。それだけ認知症への関心が高いことがわかります。しかし、なかには信頼できるデータにとぼしい予防法、根拠のない情報がたくさんあります。

正しい予防法とは何か、この章では、認知症の予防法を中心に述べていきます。

1　予防できる認知症

認知症はすべてとは言えませんが、ある程度予防できます。遺伝も関係しますが、環境も大きく影響します。原因となる病気を予防し、生活習慣を変えれば、認知症リスクを小さくすることができます。

それを裏付ける調査や研究がたくさん出ていますが、とりわけ注目されているのは、欧米先進国などで認知症が減少傾向にあるという事実です。

これまで認知症は高齢化とともに増加するのが普通でしたが、高齢化が進む英国や米国、北欧での調査によると、認知症の有病率が下がっていることがわかったのです。

英国の場合、1989〜94年と2008〜11年の2度の調査が行われましたが、最初の調査のときより、2回目の調査のときのほうが65歳以上の認知症有病率が下がっていたのです。1回目は8・3%、2回目で6・5%と、約20年間で1・8%低下していたのです。

米国では、1970〜80年のあいだは、高齢者の5年間の認知症発生率が3・6%だったものが、2000〜10年では2%と、1・6%減少していました。

この傾向は、オランダやドイツ、スウェーデンなどの北欧でも共通しています。

では、なぜ、これらの国々では認知症が減少し始めたのでしょうか。その理由には、教育水準の向上、生活習慣病の改善、そして、高血圧や脳卒中など血管系の病気の治療が功を奏したと分析されています。

つまり、認知症は予防や健康の正しい知識を普及させ、生活習慣病を減らし、血管に悪影響のある病気などを治療することで、ある程度は予防できるということなのです。

2　認知症になりやすい人の生活

高齢になっても認知症にならない人がいる一方、60代でも認知症になる人がいます。これまでの研究で、認知症になりやすい人には、ある特徴や生活習慣があることがわかってきました。

それは、運動不足、うつ病、中年期の高血圧・肥満・糖尿病、喫煙、低学歴（教育水準が低い）です。このことから、認知症のリスクは中年期から始まっていることがわかります。そのため、プレクリニカル認知症の予防が重要と言われているのです。

くり返しますとアルツハイマー病に限って言えば、男性より女性のほうがなりやすく、患者数は約1・5倍多くなっています。理由はよくわかっていません。性ホルモンの影響ではないかと言われていますが、はっきりしていません。

さらに、遺伝的になりやすい人もいます。アルツハイマー病の人の遺伝子を調べると、半数の人が、ある特定の遺伝子（アポＥ４型）を持っています。この遺伝子を持っている人は、脳のゴミ、ベータ - アミロイドがたまりやすいのです。持っていない人より3倍アルツハイマー病になりやすいことがわかっています。

日本人の約15％はこの遺伝子を持っています。残りの85％は違う型であるアポE3型です。

アポE4型は、若年性ではなく、65歳以上で発症するアルツハイマー病の発症に関連することがわかっています。しかし、あくまでもリスクでしかありませんので、4型の人が全員アルツハイマー病を発症するわけではありません。

また、前にも述べましたが、家族の中で親やその兄弟がアルツハイマー病だと、子どもは認知症になる危険が約3・5倍増すとの研究結果があります。しかし、発症の仕組みは複雑で、必ずしも全員が発症するわけではありません。遺伝的要因や環境などが複雑に絡み合って発症します。

健康な人が将来のリスクを知りたいからと、アポE4型遺伝子検査を希望されることがよくありますが、一般的な認知症検査ではこの体質を調べることはしませんし、たとえ調べたとしても診断には利用できません。

前にも述べたとおり、現段階ではアルツハイマー病を完全に予防する方法や治療が確立していませんので、認知症専門医としては、このアポE4型遺伝子検査をお勧めしません。無用な不安を生むことになるからです。もちろん、家族の中に認知症の人がいるからと、遺伝子検査をする必要もありません。

さらに最近の研究では、ボクシングやアメリカンフットボールなどでくり返す頭部外傷も、認知症の発症の重大なリスクと考えられています。

他にも、幹線道路の近くに住んでいる人のほうが、認知症発症リスクが4〜7％高くなるという研究もあります。これはカナダの研究チームが発表して話題になりました。300メートル離れた場所に住んでいる人を基準にして、100メートル、50メートルと近づくにつれリスクが上がるというデータが出ています。騒音や車から出る微粒子や排ガスが認知症の発症に関係しているのかもしれません。

認知症になりやすい身近な病気

認知症リスクが高い病気のなかには、中高年に身近な病気がいくつもあります。高血圧や脂質異常症、糖尿病など生活習慣病と言われる病気です。それらについて解説しましょう。

① 中年期の高血圧が危ない

中年期の高血圧は、特に、脳血管性認知症のリスクを高くします。

しかし、高齢になってからは、むしろ低血圧（拡張期血圧が70㎜Hg以下）のほうが、認知症のリスクを約２倍高めるという報告があります。高齢期の高血圧を治療で下げすぎないほうがいいと言えます。

つまり、中年期にはしっかりした高血圧の治療が大切ですが、高齢者では、認知症以外の他の病気（たとえば心臓病）があれば別として、高血圧を過度に治療する必要性は小さいと思います。

② 糖尿病の人のリスクは約２倍

糖尿病の人はアルツハイマー病と脳血管性認知症の両方のリスクが高くなります。

福岡県久山町の調査では、この両方の発症率が、糖尿病の人は約１・７倍になるという結果が出ています。同様な結果は、海外でも出ており、そのリスクは約２倍と言われています。ただし、糖尿病の治療で血糖値が下がりすぎると、脳にダメージを起こし、むしろ認知機能を悪化させますので、適正な血糖値コントロールが重要になります。

糖尿病がなぜアルツハイマー病を引き起こすかは、よくわかっていませんが、血糖値が高いと血管にダメージを与え、アルツハイマー病の元凶であるベータ‐アミロイドをたまりやすくするという研究もあります。さらに、糖尿病により動脈硬化が起こり、脳梗塞ひいては脳血管性認知症をも引き起こします。

③ 中年期の脂質異常症でリスクが2～3倍に

悪玉コレステロール値（ＬＤＬ）や中性脂肪値が高く、善玉コレステロール値（ＨＤＬ）が低い状態を脂質異常症と言い、動脈硬化、脳卒中の原因となります。脂質異常症は血管にダメージを与え、脳血管性認知症のリスクになります。

また、中年期に悪玉コレステロール値が高く、善玉コレステロール値が低い人は、アルツハイマー病のリスクが2～3倍になるという研究もあります。

ただし、高齢者の場合は、必ずしも当てはまらず、むしろ、総コレステロール値が高いほうがよいとする報告もあります。高齢者にコレステロール値を下げる薬を使っても、認知症が予防できるかどうかははっきりしません。むしろ中年期からの健康管理が重要なのです。

血の塊ができにくくする　いわゆる血液をサラサラにする薬を飲むことが、脳血管性認知症予防につながります。

⑤ 60歳未満でかかったうつ病でリスクが約4倍

アルツハイマー病の人の10〜20%はうつ病にも罹患しています。抑うつ状態が認知症の前触れになることが多いのですが、最近の研究では、認知症の前触れというより、うつ病になったことが認知症を発症させるリスクと考えられています。

オランダの研究では、若いころ（60歳未満）に発症したうつ病は、アルツハイマー病のリスクを3・8倍にすると報告されています。また、うつ病の再発回数が多いほど、将来認知症になるリスクが高くなるとも考えられています。

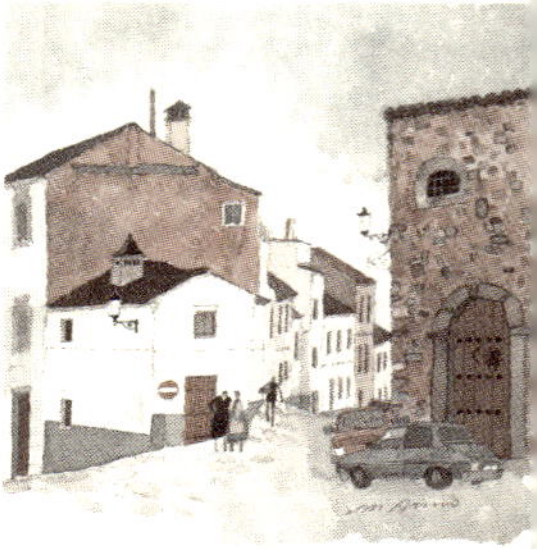

る不整脈のことで
脳梗塞を起こしま
脳血管性認知症

ただし、うつ病の治療で認知症が予防できるのか、もしそうならばどの抗うつ薬が効果的なのかは、まだわかっていません。

⑥ 睡眠不足が脳のゴミをためる

睡眠が十分とれない睡眠時無呼吸症候群の人は、認知症リスクが1・85倍になるという研究があります。

脳のゴミであるベータ－アミロイドは起きているときにたまり、睡眠中に排出されます。睡眠を十分とると、ベータ－アミロイドは減少しますが、徹夜すると減少しないことがわかってきました。つまり、睡眠不足になると、脳のゴミがたまりやすくなるのです。

慢性的に睡眠不足になっている人は、認知症リスクが高まると考えられます。ただ、睡眠時間がどのくらいならば予防になるのか、睡眠の質は関連するのかはまだわかっていません。

また、睡眠薬の使用と認知症発症リスクとの関係には、よりくわしい研究が必要ですので、認知症予防のために睡眠薬を使って無理に睡眠をとる必要はありません。

⑦ 歯がないと2倍、難聴では5倍のリスク

歯を失って噛めなくなった人は、最大1・9倍も認知症のリスクが高まるという厚労省研究班の追跡調査などから、残っている歯が少ないほど記憶や運動などの能力が低下することがわかってきました。

また、歯周病は認知機能を悪化させるという国立長寿医療研究センター研究所の実験もあり、歯の喪失や歯周病などは認知症のリスクを高めると言われています。

難聴については、軽い人は2倍、重い人では5倍も認知症になりやすいという米国国立加齢研究所の調査があります。耳の聞こえが悪いと会話が聞き取れないために、人と話すことも少なくなっていきます。こういったことが脳の認知機能を低下させると考えられています。

また、中途失明する人は認知機能が衰えやすいということです。失明で脳への情報が少なくなることで脳への刺激が減り、認知機能が衰えると言われています。

認知症になりやすい生活習慣

食べ物や嗜好品、運動などの生活習慣によるリスクも明らかになってきました。

① 偏った食事

アルツハイマー病の人と健康な人では、食事内容に差があることが調査からわかっています。

アルツハイマー病患者では、魚、海藻、きのこ類、牛乳の摂取量が少なくなっています。また、栄養素から見ると、認知機能が低下している人は、ビタミンC、ビタミンE、ビタミンB6、ビタミンB12や葉酸が少ない傾向にありました。逆に、総脂質、飽和脂肪酸などの脂質を多く摂取していました。

ただ、注意しなくてはならないのは、魚、海藻、きのこ類、牛乳をたくさんとっても認知症の予防になるかはわからないことです。それを証明した研究はありません。

食事内容の差は、アルツハイマー病の原因でなくて結果（症状）なのかもしれないのです。アルツハイマー病になると、こういった食べ物を食べたくなくなるだけで、病気の発症とは関係ないとも考えられます。

残念ながらこれまでの研究では、ビタミンや葉酸は、サプリメントで補ったとしても効果は期待できないという結果も出ています。

いちばんいいのは、偏食を避け、バランスのよい食事をとることです。

② 毒になる酒量、薬になる酒量

飲酒との関係を調べた研究では、適量はリスクを下げるが、大量のアルコール摂取は認知症になりやすくします。アルコール依存症の人は認知症になりやすく、若年性認知症の4％はアルコール関連脳障害が原因と言われています。

一方、最近の英国での研究では、適量（アルコール週112g、日本酒で週5〜6合）でも長い期間、毎日飲酒していると、脳の海馬が萎縮するという結果も出ています。これは550人の公務員を30年間追跡調査したもので、酒の量が多いほど海馬が萎縮するとわかります。

しかし、これまでの多くの研究では、適量（1日15gのアルコール摂取、ビール350ml、ワイン150ml）は、認知症の危険率を低下させる効果があると報告されています。ただし、これは欧米人を中心とした研究で、アルコール分解酵素の少ない日本人は、もっと控えめにしたほうがよいでしょう。

これらの研究は、もともと酒を飲まない人は対象にしていないので、無理に飲んだからといって、認知症の予防にはなりません。もちろん、過度の飲酒は認知機能の低下を引き起こします。

③　中年期の運動不足はリスクが2倍

認知症リスクとして医学的にもっと確実なのが、運動不足です。

ハワイの日系人高齢男性を対象とした調査では、よく歩く人とあまり歩かない人を比べたところ、歩かない人のほうが認知症リスクは1・7倍高くなることがわかりました。

週3日以上運動習慣のある人とそうでない人を比べたカナダの調査でも、運動をしていない人のほうが、認知症のリスクが高いという結果が出ています。特に、中年期の運動が影響していて、週1回以下しか運動しない人は、2回以上の人に比べ認知症リスクが2倍という調査もあります。

日本などでも運動と認知症との関係を調べた調査があり、運動をしない人のリスクが高いことは共通しています。認知症の予防としてもっとも信頼がおける方法は、適切かつ継続的な運動習慣と言えます。

3　注目される頭部外傷のリスク

くり返される頭部外傷は若年性認知症の原因のひとつとされていますが、最近、スポーツ選手の転倒や打撲などによる頭部への影響が注目されています。

慢性頭部外傷による後遺症は、以前から「ボクサー脳症」として知られていました。頭部にくり返しパンチを受けるボクサーには、認知症やパーキンソン病に似た症状が出る慢性外傷性脳症が起きやすく、進行すると認知症、パーキンソン病を発症することがあります。

アメフト選手を脅かす認知症

最近、米国ではこの慢性外傷性脳症が大きな問題になりました。米国の国技であるアメリカンフットボールで活躍した花形選手たちが、引退後、脳に障害を起こし、認知症の徴候を示す人が何人もいることが明らかになったのです。

亡くなった複数の元フットボール選手の脳を病理解剖すると、タウたんぱく質のゴミが発見されました。頭部外傷による衝撃が、アルツハイマー病などでたまる脳のゴミ、タウたんぱく質を放出させ、その蓄積を促進させているのではないかという研究も報告されています。

外傷を受けてから数年〜数十年後に症状が現れ、次第に悪化することもわかってきました。記憶障害や注意障害に加えてうつ病や妄想などを合併することが多く、自殺のリスクが高いことが特徴です。パーキンソン病のような手足のふるえなどの症状もあり、アルツハイマー病とは異なる症状もみられます。

ナショナル・フットボール・リーグ（NFL）の調査では、アルツハイマー病やそれに近い病気と診断された元フットボール選手は米国の30〜49歳の一般男性の19倍、全NFL選手の3分の1が認知症を患っている可能性があり、しかも、一般人よりかなり若くして発症すると報告されました。

2011年にはNFLに所属する6000人の選手たちが、脳障害の補償を求める集団訴訟を起こし、全米の関心を呼びました。15年には、この集団訴訟を扱った映画『コンカッション（脳振盪）』も大きく注目され、主演のウィル・スミスがゴールデン・グローブ賞にノミネートされたほどです。

米国ではサッカー、ラグビーや柔道でも注意が呼び掛けられ、頭部外傷による脳障害や認知症のリスクが広く知られるようになりました。

また、スポーツによる慢性外傷だけでなく、交通事故などによる単発の重い頭部外傷でも、アルツハイマー病でみられる脳のゴミが蓄積することが観察されており、認知症の原因となる危険性が指摘されています。

子どものヘディングへの影響は

子どもたちに人気のスポーツにサッカーがありますが、小中学生から本格的にプレーしている子どもたちは世界にたくさんいます。サッカーにつきもののヘディングは、軽いとはいえ頭部への衝撃があるため、将来、脳障害のリスクへの懸念が出ています。

15年よりアメリカサッカー協会では、10歳以下の子どものヘディングを禁止し、11～13歳以下の子どもでは練習中のヘディング回数を制限するという、慎重な対応を勧めています。ただし、これまでの研究では、ヘディングと認知機能障害の関連ははっきりしていません。

こういった措置は子どもたちの健康や安全を最優先してのことです。一方、サッカーは子どもたちの心身の発達に大きなメリットがあり、ヘディングを一概に禁止することには異論もあります。

今後はヘディングによる脳ダメージの科学的検証を進める必要があります。そのうえで、ケガをしにくいヘディングの技術を指導し、ヘッドギアなどの保護具の使用、過度な練習の禁止、試合数制限を設けるなどルールづくりが必要ではないかと思います。

脳振盪の後遺症を減らす方法

頭部外傷による脳振盪対策が、医学界やスポーツ団体から出されています。脳障害リスクを下げるために、該当する競技のアスリートや頭を打つスポーツをする機会が多い人、コーチや監督、子どもが運動部に所属している保護者は、事前に知っておくべきでしょう。対応策は、日本サッカー協会（ＪＦＡ）などからも出されています。ホームページ(http://www.jfa.jp/football_family/medical/b08.html)に掲載されています。日本脳神経外傷学会と日本臨床スポーツ医学会が監修した「スポーツ現場における脳振盪の評価」(http://www.jfa.jp/football_family/pdf/medical/b08_01.pdf)も役立ちます。

まずは、脳振盪かどうかを正しく評価し、脳振盪と診断あるいは疑われた場合には、すぐに練習に復帰せず、次に示すように段階的手順を踏んで復帰をするようにします。

［脳振盪からの段階的復帰の方法］

ステージ１　活動なし――体と認知機能の完全な休息

ステージ２　軽い有酸素運動――最大心拍数70％以下の強度での歩行、水泳、室内サイク

リングなど抵抗のないトレーニング

ステージ３　スポーツに関連した運動——ランニングなどのトレーニング。頭部への衝撃となる活動は控える

ステージ４　接触プレーのない運動——パス練習など、より複雑な訓練で運動強度を強めていく

ステージ５　接触プレーを含む練習——医学的チェックで問題がなければ通常練習を行う

ステージ６　競技復帰——通常の競技参加

出典「ＪＦＡメディカルインフォメーション」より

４　40代から始める予防法

これまでの調査や研究では、予防は中年期、40代から始めるのが効果的ということがわかっています。では、認知症を予防するには、具体的にどうしたらいいのでしょうか。

最近発表された、認知症予防に関する信頼できる研究をもとに紹介します。

そのひとつが、フィンランドで行われた大規模な認知症の予防研究です。これは認知症の

リスクを持つ高齢者を対象としたもので、食事、運動、認知トレーニング、血管を健康に保つことが重要だと報告されています。

具体的には、

① 少なくとも週に2日は魚を食べる。

② 週1～3回の筋力トレーニング、週2～5回の有酸素運動を行う。

③ 週に3回、記憶力や処理能力を高める10～15分ほどの認知トレーニングを行う。

④ 定期的な医師、看護師その他医療専門職とのミーティング。

というものです。

相当ハードで、かなりの医療費を必要とする予防プランです。徹底的な管理を行うことで、認知症になるリスクを抑制できるということでした。しかしこの結果、認知症の最初の症状、肝心な記憶に関しては効果がみられませんでした。

その原因として考えられるのは、高齢者は脳のゴミが相当たまってしまっているため、記憶障害の予防が難しいということです。

現在、認知症の専門家のあいだでは、血管リスクの徹底的な管理は、脳のゴミがたまり始める前が重要で、プレクリニカル認知症の予防が効果的と考えられています。

ようするに、予防は40代から始めることが重要なのです。

認知症予防は生活習慣病の予防と重なる部分が多くあります。専門医として勧められることを、ここまでの解説も含めまとめると、次のようになります。

科学的検証にもとづいた認知症の予防と進行防止の５ヵ条

第１条　１日30分程度の有酸素運動（ウォーキングなど）
第２条　中年期からの高血圧、高血糖、脂質異常症の治療
第３条　バランスのとれた適切な食事
第４条　家族、友人との社会的接触や活動の維持
第５条　読書、ゲーム、音楽、コンピューター操作など知的活動を楽しむ

生活習慣病の予防と治療が重要

まずは認知症のリスクである高血圧、糖尿病、脳卒中などの生活習慣病を40代から予防し、治療が必要ならばきちんと治療することが重要になります。

ただし、脳のゴミがたくさんたまってしまっている高齢者になってからは、認知症予防効果についてはそれほど期待してはいけないということです。

予防効果を謳う食品に偏らない

前述のように日本の調査では、認知症のなかで多数を占めるアルツハイマー病の人は、魚、海藻、きのこ類、牛乳の摂取が少ないと報告されています。

ただし、これらの食物をたくさん食べれば認知症予防につながるのかはわかっていません。偏食をせずに何種類もの食品を摂取するほうがいいということです。

魚は米国、オランダ、フランス、フィンランドなどでも予防効果があるかもしれないと報告されています。オランダの調査では、魚を1日18・5g以上食べる人は、まったく食べない人に比べアルツハイマー病の発生率が70％減少するという驚きの調査結果が出ています。

日本では、ひとり1日当たりの魚介類摂取量は減少傾向にあるものの65・6g（2016年調査）もとっているため、あえて魚を食べる量を増やす必要はないかもしれません。しかし、魚嫌いで普段食べない人は意識して食べるようにしたほうがいいでしょう。

地中海料理は、牛肉や豚肉を控えて魚介類や野菜、果物、ナッツ類、オリーブ油、赤ワインなどを多くとるのが特徴です。地中海料理をよく食べている人は、認知症になりにくいという欧米での研究があり、予防効果があると言われています。

ただ、食べ慣れた日本食よりも地中海料理のほうがいいとは断定できません。地中海料理と同じように、日本食も魚介類や野菜が中心です。日本人の食習慣を大切にしながら、こういった研究結果を参考にするのがいいと思います。

酒の予防効果にも新たな報告が

少量から中等量の飲酒は認知症の発生率を低下させるとされています。軽度認知障害の人を対象とした研究で、１日15ｇのアルコール摂取（ビール１本３５０mlあるいはワイン１杯１５０mlに相当）は、認知症の進行を抑えると報告されています。酒は適度なら、予防効果があると考えられています。ただし、この調査は欧米でのものです。日本人の場合は、欧米人に比べアルコール分解酵素が少ないので、この数字より控えめにしたほうがいいでしょう。また、アルコールを飲めない人や、普段飲んでいない人には当てはまりません。

一方、適量でもマイナスという研究報告が最近、英国でありました。これによると、長期間にわたり毎日飲酒していると、たとえ適量であっても脳の海馬が萎縮するということで、お酒の効果には決着がついていません。もちろん、飲みすぎは禁物です。

運動で50%もリスク低下

運動は科学的にもっとも信頼のおける認知症の予防法です。

週に3日以上運動をすると、認知症のリスクが下がるということが、カナダでの調査でわかっています。それもひとつの運動だけではなく、ウォーキング、サイクリング、水泳、ゴルフなど、複数の運動を組み合わせたほうが予防効果が高いという研究もあります。

別の調査では、運動時間は週150分、1日当たりでは20分程度でも効果があるとされています。

また、中年期に週2回以上運動している人は、高齢になってから認知症になるリスクが、1回以下の人に比べて50%も低下したという調査もあります。中年期の運動が大切ということがわかります。

特に、有酸素運動には海馬の萎縮を抑える効果があるという実験もあり、体に負担のない程度に、毎日続けることがよいとされています。

おもな有酸素運動には、以下のものがあります。

ウォーキング、ジョギング、エアロバイク、エアロビクス、ヨガ、水泳（競技で行うハードなものは除外）、ラジオ体操、縄跳び。

高齢者でもできる範囲の運動としては、糖尿病治療で行われている運動療法が参考になります。具体的には、全身を動かすような有酸素運動、たとえば、早歩きを毎日、最低でも週３回、20分から60分行うことです。

長続きするためには、いつでも気軽にできる運動がよいでしょう。また、ひとりでは続かない人は、友人や家族、仲間と一緒に行ったり、水泳やヨガなどの教室やスポーツクラブに通ったりするのもいいでしょう。

人と会うのが記憶力低下の予防に

ボランティアやイベント参加、家族や友人との交流など、社会との接触が多い人ほど、記憶力の低下が小さいことが、さまざまな研究からわかっています。

たとえば、50歳以上を対象にした追跡調査でも、人とよく会い、ボランティアなどの活動をしている人ほど、記憶能力の低下が小さいという結果が出ています。１日１時間以上の知的活動が、人生後半の認知症発症リスクを下げる可能性もあると言われています。

退職して、あまり外出せずひきこもりがちになると、認知機能は衰えやすくなります。できるだけ多くの人と接触することです。地域の高齢者の集まり、ボランティア、講演会、趣味の会など、本人が興味を持つ集まりや行事に参加するとよいでしょう。

ただ、嫌がるのに無理やり外出させる必要はありません。どうしても外出したがらない場合には、読書、ゲーム、音楽、コンピューター操作など、自宅でできる趣味を楽しむのも効果的です。

知的活動を楽しく行うのが予防に

頭を使うことは認知症予防に有効とされています。それが楽しければ、なお効果がありま す。読書、ゲーム（カード、チェス、パズルなど）、コンピューター操作、音楽演奏、ダンスなどの趣味を楽しむ人ほど、リスクが下がるという研究結果がたくさん出ています。

口、目、耳のメンテナンスは重要

歯を失って嚙めなくなった人は、最大1・9倍も認知症のリスクが高まると述べました。歯周病や虫歯を治療し、失った歯を義歯やインプラントで補って、嚙む力を取り戻すことが予防につながります。

目や耳の健康も予防につながります。視力をできるだけ維持するための治療を行い、耳の聞こえの悪い人は、補聴器などで補いましょう。

予防効果がはっきりしない脳トレ

認知トレーニング、いわゆる脳トレに認知症予防効果があるかは、まだわかっていません。これまで、いくつもの研究が行われていますが、結果は研究によりさまざまです。脳トレの方法などを新たに工夫すれば、あるいは効果的なものも出てくるのかもしれませんが、専門医として現時点で積極的に推薦できるものはありません。

とはいえ、もし脳トレをするのが面白く楽しいならば、意欲や興味を高めますので、いい効果があります。本人がストレスを感じてしぶしぶやるというなら、無理をしてまでやる必要はありません。むしろ、ストレスがマイナスに働きます。

サプリの効果は否定されている

サプリメントをとれば、認知症が予防できると信じている人も多いかと思います。しかし、認知症への効果が確立したサプリメントはありません。もし、本当にサプリメントが有効ならば、保険適用となり薬として病院から処方されています。

確かに、ビタミンBなどの極端な不足は認知症のリスクを上げると言われていますが、不足していない人がサプリメントで補ったとしても、残念ながら、多くの研究で効果が否定されています。むしろ、ビタミンEはとりすぎると死亡率が上がるという研究があり、むやみに摂取するのは危険です。

栄養が偏る食生活で栄養素がかなり不足している場合には、サプリメントは健康にメリットがあるかもしれませんが、栄養素の不足は食事で補うのがいちばんです。

ただ、葉酸とビタミンEだけは、検査で調べて極端に不足している場合は、これらを補えば予防になるかもしれないという報告があります。葉酸とビタミンEは、病院できちんと検査して、欠乏していることが確認できれば摂取が勧められます。

また、アリセプト（ドネペジル塩酸塩）などの認知症治療薬も、医学的に認知症予防や進行抑制の効果はありません。

第５章　認知症の治療——自立して生活できる日々を延ばす

第3章で紹介した手術などで治る認知症もありますが、大多数の認知症、アルツハイマー病やレビー小体型認知症は完全に治すことはできません。

しかし、適切な治療を行えば、自立して生活できる時間を延ばし、介護施設に入るまでの期間を延ばすことができます。

また、環境や人間関係などの影響で起こる周辺症状（徘徊や暴言・暴力など）は、治療や環境によって改善します。

よく知られているアリセプト（ドネペジル塩酸塩）といった認知症治療薬は治すためでなく、症状を改善する薬です。認知症を根本的に治す薬ではありませんので、内服していても進行していきます。

認知症治療は、病気のタイプや症状、進行度で違ってきます。

この章では、認知症治療の正しい知識を紹介します。

認知症治療は世界中で研究が進められています。新しい薬の開発も盛んに行われ、より効果的な治療法が研究されています。将来有望な治療にも触れます。

1　認知症タイプ別治療法

多くの認知症治療は、薬による治療が基本です。認知症のタイプや症状に合わせて、いろいろな種類の薬を使います。認知症のタイプや進行程度によっては薬が効かないこともあります。医師は患者さんの症状に合わせて、適切な薬を処方します。

進行を遅らせるアルツハイマー薬

アルツハイマー病で使える薬は、現在４種類あります。アリセプト、レミニール、イクセロン（リバスタッチ）とメマリーです。漢方薬もあり、抑肝散《よくかんさん》がよく使われています。

最初の３種類は基本的に同じ作用の薬です。副作用もほぼ同じです。使い方が異なり、アリセプトなら1日1回内服、レミニールは1日2回内服、イクセロンは1日1回貼る薬です。

これらは、アルツハイマー病で減少するアセチルコリンという脳内の物質を増やす薬です。もっともよく知られているのが、アリセプトです。

アリセプトを使うと、患者さんは意欲が上がり全体的に元気になります。認知機能検査の点数も少しよくなります。たとえば、重くなると介護施設に入らなければなりませんが、その時期を約1年半遅らせることができ、1日の介護時間を約1時間減らすことができるとの報告があります。

副作用でいちばん多いのは消化器症状です。吐き気や嘔吐、食欲不振、下痢、腹痛などが現れますが、薬をやめればおさまります。それ以外の副作用としては、イライラ感や怒りっぽくなるなどです。その場合は医師と相談しましょう。

また、心臓病（脈が遅くなる不整脈）、肺の病気（肺気腫、ぜんそく）がある場合は、これらの病気が悪化することがあるので注意が必要です。パーキンソン病の症状が悪化することもあります。

他のふたつの薬も効果は基本的には同じです。

一方、効果の異なるメマリーは、おもに中等度以上のアルツハイマー病で使用します。この薬は気分を穏やかにする作用があります。副作用は、めまいやボーッとする症状です。

漢方薬の抑肝散も心を鎮める作用がありますので、患者さんに興奮やイライラがあるときに使うと、症状が抑えられます。

大切なことは、これらは症状を改善させる薬であり、アルツハイマー病を元から治すものではないことです。薬を使ってもアルツハイマー病は進行します。

薬を飲むことにより心理検査の点数は改善しますが、進行とともにまた点数は落ちていきます。平均８ヵ月間で投与前の点数に落ちてしまいます（１５９ページ図11）。

ここで示しているように、８ヵ月くらい経つと飲む前の状態に戻ってしまうのです。その後は、薬を飲まない人と同じように病気は進行します。

薬を飲むことにより８ヵ月進行を抑えたことになりますが、病気自体の勢いを抑える効果はありません。

ですから、がんや脳卒中の治療のように、早く治療しないと手遅れになるというわけではありません。

また、これらの薬で病気の予防はできませんので、アルツハイマー病になる前、軽度認知障害から予防として飲んでも意味がありません。むしろ副作用のほうが心配です。

脳血管性認知症

アルツハイマー病に使うアリセプトやレミニールなどの薬を使うこともあります。しかし、ある程度の効果はありますがアルツハイマー病ほどには効きません。

治療は脳血管性認知症そのものの治療よりも、脳卒中の発症や悪化の原因である血管障害の予防が中心です。つまり、高血圧、糖尿病、脂質異常症の治療と禁煙です。

脳梗塞予防薬として、血液をサラサラにする薬（抗血小板薬、抗凝固薬）、高血圧治療には降圧剤を使用します。クモ膜下出血の予防のためには、血管のこぶに対して手術などを行うことがあります。

レビー小体型認知症

アルツハイマー病と同じように、完全に治す治療法はありません。基本的にはアルツハイマー病と同じ薬が効きます。アリセプトを使うのが一般的ですが、薬で確実に進行を止めることはできません。

アルツハイマー病と区別することが難しい病気で、アルツハイマー病と診断されて治療を

図11　認知症薬の効果

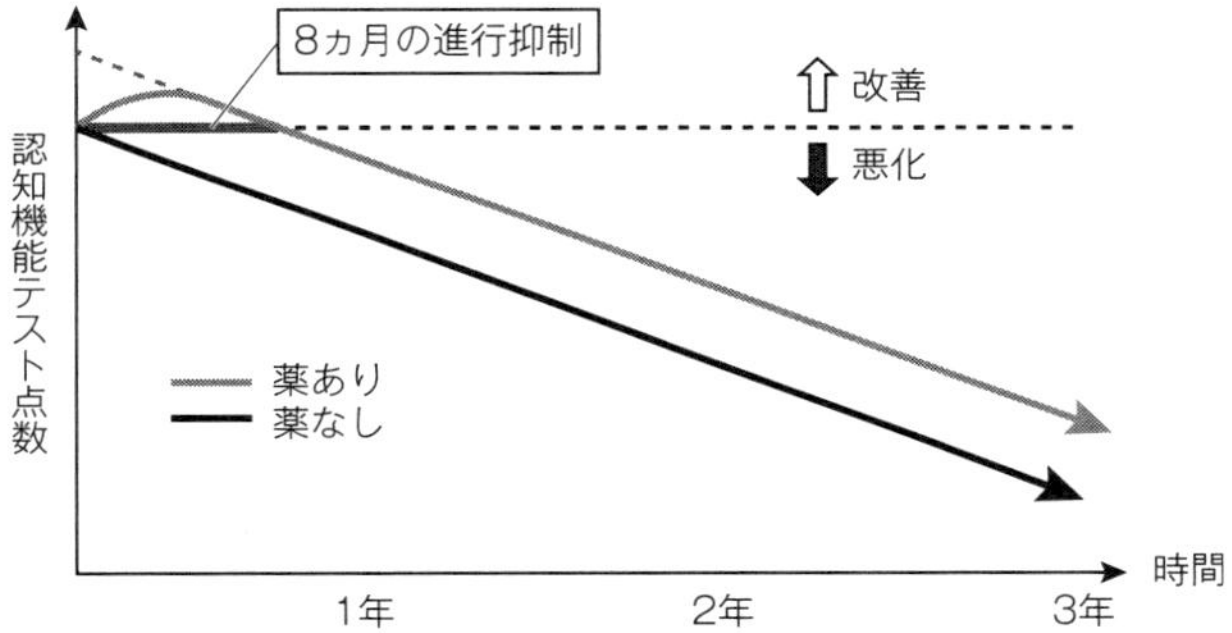

薬によって8ヵ月進行を遅らせることがわかります（コリンエステラーゼ阻害薬*の場合）。ただし元から治す薬ではなく、予防にも使えません。薬を飲んでいても進行します。

＊コリンエステラーゼ阻害薬とは、アセチルコリンを増やす作用のある薬剤で、アリセプトやレミニールなどもこの一種。

出典　Winblad, B. et al.: Dement Geriatr Cogn Disord, 21, 353-363（2006）

受けている人もいます。しかし、使用する薬は基本的に同じですので、もし、誤診していても結果的に大きな問題にはなりません。

一部の患者さんにはアリセプトの副作用でパーキンソン病様症状が出てきてしまう場合もあります。その場合は、リスクとベネフィットを考えて薬を調整します。

パーキンソン病様症状が出てきた場合には、パーキンソン病と同じ治療をし、特効薬L‐ドーパ（レボドパ）を使いますが、パーキンソン病に比べると、効きはよくないことが多いです。

幻視がある場合には、アリセプトの服用で消える場合もあります。もし残っていても、周りも本人も幻視と上手につきあっていくことです。多くの場合、本人も幻視とわかっています。頭から否定せずに、「他の人には見えないので、あなたが見ているのはまぼろしなのではありませんか」などと穏やかに言えば、本人も受け入れてくれると思います。

「あなたが見ている子どもはただいるだけで何も悪さはしないから、私たちはテレビで好きな歌番組を見ましょう」と興味を他に向けたりすると、症状を気にしなくなります。

前頭側頭型認知症

残念ながら有効な薬物療法がほとんどありません。

病気によって出る行動を強引に止めると、怒ったり暴力をふるったりしますので、本人が安全で周囲が許容できるようなら、そのまま行動を続けさせましょう。

反社会的行動をくり返す人もいますが、注意しても治りません。対応に困った場合は、介護者がひとりで抱え込まず、医師やケアマネージャーなどに相談しましょう。

また、困った常同行動を生活に適した方向に治して、よりよい常同行動に移行させるという専門家による試みもあります。ただし、早いうちから介護やケアは大変になります。経験豊かな施設に入所したほうがいいかもしれません。

２　期待されるこれからの治療

これまで治すことはできないと言われていた難病が、再生医療や遺伝子治療などの進歩で治療ができる時代に入っています。

認知症の治療にも新しい医療技術を使った研究が進められています。いずれ、認知症も治る病気になるかもしれません。近い将来、有望と思われる治療や薬を紹介します。

アルツハイマー病の根本治療

くり返しになりますが、アルツハイマー病を根本から治療する方法はまだありません。元凶はベーター‐アミロイドであることはわかっているので、それを取り除く薬の開発が行われてきました。しかし、多くの研究者、製薬メーカーがしのぎを削ってきましたが、これまでいい結果が得られませんでした。

ワクチンや抗体で免疫の力を借りて蓄積したベーター‐アミロイドを取り除く臨床研究も行

われましたが、認知機能の改善はみられませんでした。ある程度進行してしまったアルツハイマー病では、ベータ - アミロイドを取り除くだけでは進行を抑えられないことがわかったのです。

ところが最近になり、新しい抗体薬（アデュカヌマブ）が、ごく初期のアルツハイマー病や軽度認知障害であるならば、進行を抑えられる可能性が出てきました。今後の研究が期待されます。

現在、アルツハイマー病になる手前の軽度認知障害の人に投与して、アルツハイマー病に進行するのを抑える臨床研究が進められています。

おそらく治療は早ければ早いほど効果があるはずで、プレクリニカル認知症予防薬として威力を発揮するのではないかと考えられています。

脳のゴミを映し出す新しい検査

脳のゴミ、ベータ - アミロイドの状態は、前で紹介した最新の検査法アミロイドＰＥＴで検査できるようになりました。最近はもうひとつのゴミであるタウを映し出す方法、タウＰＥＴも開発されています。

このふたつのPETを利用すれば、アルツハイマー病の診断精度は格段に向上します。プレクリニカル認知症の診断や予防、治療にも役立つ可能性があります。その他、治療薬開発に役立つのではないかと期待されています。

今のところこの検査は健康保険が適用されず、一部の研究機関でしかできません。検査する場合には、医師から十分な説明を受け、その検査の意義を理解したうえで検査を受ける必要があります。

発症を予防する「先制医療」

症状が出る前から治療を始め、発症を予防することを「先制医療」と言いますが、近い将来、これが可能になるかもしれません。

プレクリニカル認知症の人を見つけ出して、症状が出る前からベータ - アミロイドを取り除く治療を開始するというものです。

50〜60歳になったらアミロイドPETを用いて、プレクリニカル認知症かどうかの検査を行います。もし、そうならベータ - アミロイドを取り除く治療を行い、発症を予防するというものです。

進行したアルツハイマー病を根治することにはまだかなり時間がかかりますが、もしこの先制医療ができるようになれば、アルツハイマー病の患者を劇的に減少させられるかもしれません。

iPS細胞による再生医療

ノーベル生理学・医学賞受賞者の山中伸弥・京都大学教授らが作り出したiPS細胞（人工多能性幹細胞）。これを使って、今、世界中で難病治療の開発が行われています。

有名なのが、目の難病である黄斑変性症の治療です。iPS細胞により、これまで不可能と言われていた神経細胞や臓器の再生ができる可能性があります。

認知症でもiPS細胞を利用した研究が盛んに行われています。もちろん、慶應義塾大学医学部でも行われていて、私もその研究に携わっています。私たちのグループでは、アルツハイマー病の患者さんの皮膚からiPS細胞を作製し、そこから神経細胞を作り出すことに成功しました。

これによって、アルツハイマー病の解明がさらに進み、新しい治療法の開発につながると期待されています。

現在、この研究の成果をもとに、発症の元凶ベータ‐アミロイドが作られるのを抑える薬の開発が進んでいます。これがうまくいけば、近い将来、認知症の発症予防につながる薬ができる可能性があります。

さらに、iPS細胞を利用した認知症の再生医療にも展開できるという展望もあります。

進行したアルツハイマー病を根治するには、まだかなり時間がかかると思われます。しかし、iPS細胞の利用や先制医療を進めることで、特効薬の開発や発症予防が可能になるでしょう。

3　医療機関の賢い選び方

認知症かもしれないと思ったときに、どこを受診していいかわからない人は多いと思います。認知症の治療は長く続きます。どんな医師・医療機関を選ぶかが大切になってきます。

事前に基本的な知識を得ることも、医療機関や医師選びには必要です。

医療機関を選ぶための8ヵ条

第1条　初めての人はもの忘れ外来やメモリークリニック

いちばん手っ取り早いのは、かかりつけ医に相談して、専門医のいる医療機関に紹介状を書いてもらうことです。認知症の専門治療は、精神科、神経内科、老年科の医師が行うのが一般的です。認知症科という診療科は正式にはありません。

医療機関によっては、もの忘れ外来やメモリークリニックといった専門外来を設けていますので、初めてのときは、これらの外来を受診するのが無難です。最近は、一度認知症専門医が診察をして診断、治療方針を打ちたて、その後はかかりつけの地域の医師のもとで治療を続けることが一般的です。

地域のクリニックの医師でも認知症の治療、ケアの経験が豊富な先生はたくさんいます。また、認知症以外の内科の病気に対応してくれるので安心です。

第2条　認知症の症状によって選ぶ

認知症は複数の診療科にまたがる境界領域の病気です。そのため、もの忘れ外来の担当医師でもそれぞれの得意とする専門分野があります。本人の症状に合った診療科の医師を選ぶとよいでしょう。病院によっては総合診療科を受診してから、それぞれの診療科に振り分けてくれるところもあります。

認知症でパーキンソン病や脳卒中を合併している場合は神経内科に、糖尿病や高血圧など内科の病気がある場合は、神経内科、老年科での診察が向いています。

うつ傾向や興奮などの周辺症状が強い場合は、精神科が適切です。

これらの科がうまく連携がとれている病院では、治療がよりうまくいくことが多いようです。

第３条　診断や治療が難しい場合は、認知症治療のエキスパート

認知症を診療する医師には、認知症専門医という学会の資格を持ったエキスパートがいます。一般の医師に比べ、認知症治療にくわしく、多くの患者さんを診ています。

認知症かどうかの診断が難しい場合やくわしい検査が必要な場合には、認知症専門医のいる医療機関を受診するといいでしょう。専門医は日本認知症学会ホームページ（http://

dementia.umin.jp/g1.html）で探せます。

地域のかかりつけ医から紹介してもらうこともできます。

第４条　家族に同伴してもらう

初めて受診する場合には、できれば家族が同伴するようにしましょう。それが無理ならば、本人の日常生活をよく知っている友人や身内の人でもかまいません。周囲の人に話を聞くことで、より正確な症状の把握ができ、正しい診断につながります。

第５条　必要な検査や認知症の評価をきちんとしてくれる

高齢者にもの忘れがあるからといって、検査をしないで認知症と診断するのは危険です。確かに85歳以上では約半数が認知症ですが、ちょっとしたもの忘れがあっても認知症ではない人もいます。

必要な検査をして、認知症かどうかや、その状態を調べるところが安心です。もの忘れの症状があるからといって、安易に認知症の薬を処方するところは問題です。

第６条　不必要な薬を出さない

認知症の高齢者に不必要な薬を出しすぎるのはよくありません。たとえば、風邪で抗生物質などの薬を３種類も４種類も出すと、認知症の高齢者では、思わぬ副作用が出ることがあります。

不必要な薬をたくさん出すと、かえって必要な薬を飲まなくなる可能性もあります。

第７条　決めつけや断定をしない医師が安心

認知症治療薬を飲んでも目に見えて劇的によくなることはまれですが、長期的に見て介護生活になる期間を延ばせるのです。効果は慎重に評価する必要があります。

認知症治療薬の効果はしばらくして出ることもあります。たとえば、アリセプトの効果は12週間後から認められてきますので、効果の判断には３ヵ月は必要です。最初から断定するのではなく、経過を見る姿勢が認知症の治療には必要です。医師は自分の意見を押し付けるのではなく、患者さんや家族に選択肢を示すことが大切です。

第8条　民間療法や特殊療法を勧める医師は問題

「この療法を行えば、よくなる」と言って、一般的には認められていない特殊療法を勧める医師もいます。医師独自の治療法を、自信たっぷりに勧められて迷ってしまう患者さんもいます。ただ、もしその治療法が正しければ、すぐに保険適用になり、ほとんどの医師が行っているはずですし、認知症治療のガイドラインにも載って、標準治療になるはずです。

現段階では、アルツハイマー病を根本的に治すことはできません。緩やかに、確実に進む病気です。治ったという場合、きちんと検証してみると、実はアルツハイマー病ではなく別の病気（うつやてんかん）だったということがほとんどです。

Q&A　薬や医師についての相談

Q1　アルツハイマー病の薬なのに、もの忘れがちっともよくならないのですが、どうしてですか？

A　アルツハイマー病の薬として認可されている薬は4種類あり、その効果は科学的に認められてはいます。しかし、それは自発性向上やものごとをスムーズに行うといったもので、実際の生活では明らかによくなったようには見えないことが多いかもしれません。

長期的に見れば、薬（アリセプトなど）は適切に使えば、介護の負担を減らすことにつながります。自宅での介護が困難となり、重症の患者さんに対応した施設に入らなくてはならなくなる期間を1年半遅らせることができます。

Q２　アルツハイマー病の祖母は薬をちゃんと飲んでいるのに症状はどんどん進みます。どうしてですか？

Ａ　残念ながら現時点で病気の進行を止める薬はありません。今ある認知症の薬は症状を一定の間悪くなるのを遅らせるもので、アルツハイマー病を元から治す薬ではありません。薬を飲んでいてもアルツハイマー病自体は確実に進みます。

アリセプトやメマリーなどの薬を進行や症状に合わせて使いますが、使用をどうするかは個人差があり、医師の判断や家族の意向などによります。

Q３　父がアリセプトを飲みたがりません。無理やり飲ませるべきですか？

Ａ　認知症の薬だけを飲みたがらないのは、本人のプライドがあるからではないでしょうか。自分が認知症であることを認めるのはプライドが許さない、という人はかなりいらっしゃいます。無理に強制するとむしろ反発してしまいます。

医師に相談して、医師から本人に必要性を説明してもらってください。医師はいろいろな認知症の患者さんを診察していますので、こういった患者さんの対応にも慣れています。

内服が苦手な場合、アリセプトには、錠剤以外に細粒、ドライシロップ、ゼリーがあります。みそ汁やヨーグルトに混ぜて飲んでもらうことも可能です。

また、貼り薬のタイプでしたらイクセロンがありますので、飲み薬が苦手な人でも使用できます。

Q4　認知症の母が風邪で咳がひどいので受診したところ、医師から風邪薬、咳止めなどを出されました。服用したあとに「小さな黒い虫が見える」と言い出しました。認知症が悪化したのでしょうか?

A　認知症の人は脳内のアセチルコリンが減少しています。風邪薬の中にはこのアセチルコリンを抑える働きのあるものがあり、さらに認知機能を低下させることもあります。

また、咳止めの成分が脳を興奮させて譫妄《せんもう》を起こすこともあります。代謝の落ちた高齢者の認知症の患者さんは、成人の通常量では強すぎる場合があり、副作用が出た可能性があります。副作用であるなら薬を中止し、風邪薬や咳止めを別の種類のものに替えたり、漢方薬を使うことで譫妄は治まります。

なお、市販されている風邪薬には、風邪そのものを早く治す作用はありません。通常の上気道炎、いわゆる風邪でしたら、抗生剤は効果がありません。必ずしも風邪薬に頼る必要はありません。

Q５　アルツハイマー病の薬によってイライラや怒りっぽくなっているのか、それとも症状なのか見分けられますか？

A　アルツハイマー病の薬のうち、アリセプト、レミニール、イクセロンには、元気になりすぎてイライラや怒りっぽくなる作用があります。アルツハイマー病の症状なのか、薬の影響なのかを判断する必要があります。

明らかに薬を始めてから症状が出たのなら、副作用の可能性があります。ひどいようなら主治医と相談して薬を減らしたり中止する必要があります。

もうひとつの薬メマリーは、むしろ性格を穏やかにする作用があるので、もともと怒りっぽい人にはこの薬を最初に使ったり、アリセプトと併用したりすることもあります。

Q6　重症のアルツハイマーでも薬は必要ですか？　いつまで使用すべきでしょうか？

A　家事がうまくできない、認知機能テストMMSE10点以下の高度アルツハイマー病にも、アリセプトを使うと、日常生活の改善、たとえば、自分で身だしなみを整える、食器の片づけやごみを捨てることなどができるようになるなどの効果があります。

ただし、さらに進行し、寝たきり、自分で食べ物を口まで運べないような全介助の状態、誤嚥の恐れがある場合など　末期にいたった場合はアリセプトの中止を考える必要があります。

また、介護保険では経済的に薬剤費用の負担が困難な場合、老人保健施設入所にともない薬を中止する場合があります。

Q7　80代後半まで卓球もできるほど元気だった祖母が、脚の怪我をきっかけに入院してすぐボケはじめました。入院で認知症が悪化することがありますか？

A　認知症の大半を占めるアルツハイマー病やレビー小体型認知症は、ゆっくりと進行します。病気そのものは基本的には急激に進行することはありません。

しかし、他の病気やケガで入院したときなどストレスを感じたり、環境が変化したりすると、パニック状態となり認知症が急激に進んだように見えることもあります。譫妄と呼ばれる状態で、過度に不安感が強くなり、興奮したり見当違いなことを言い出したりする症状が出ます。

普通は退院して自宅に戻ればよくなっていきますが、重い病気で入院が長引いたり、体力を大きく失った場合には必ずしも改善するわけではありません。なかには認知症が一段と進んでしまう場合もあります。

Q8　今話題のユマニチュードを取り入れていいでしょうか？

A　ユマニチュードは認知症患者さんへの関わり方で症状を和らげるといった試みで、医療というより介護方法のひとつです。医学的な検証はこれからで、本当の効果は定かではありませんが、周辺症状が問題である場合は、取り入れても差し支えないでしょう。

Q9　胃瘻《いろう》をするかどうか相談するのはいつごろがいいでしょうか？

A　個人差はありますが、アルツハイマー病は発症から平均15年くらいで、最終的には寝たきりになり、口から食べることができなくなります。そうなると、当然、医師から胃瘻の話が出ると思います。胃瘻はおなかに穴を開けてチューブを通して流動食を胃に直接入れる方法で、いわゆる延命治療になります。回復が望めない認知症の方に胃瘻をするかどうかは意見の分かれるところです。

もし、元気なときから本人が希望しないと明白な意思表示をしている場合は、そのことを医師に伝えてください。本人の意思が第一に尊重されます。

本人の意思が不明の場合は、家族の意見を医師にお伝えください。

Q10　アルツハイマー病の特効薬はいつできるのですか？

A　多くの研究者、製薬メーカーがしのぎを削って開発競争を行っていますが、まだ、特効薬はありません。

しかし、最近になり、ごく初期のアルツハイマー病やその予備軍、軽度認知障害であるならば、進行を抑えられる可能性が出てきました。

進行したアルツハイマー病の特効薬は、まだかなり時間がかかりますが、軽度認知障害やプレクリニカル認知症の進行を抑える薬は近い将来、開発されるかもしれません。

Q11　患者本人に認知症の告知はしたほうがいいでしょうか？

A　患者さんによります。認知症の患者さんは、進行しても自尊心は保たれます。もともと地位の高い人やプライドの高い人に、はっきり告知してしまうと深く落ち込んだり、怒り出したりしてしまうことがあります。

かといって、治療薬を飲んでもらう際に、何も説明しないと不信感を抱き、治療がうまく進みません。医師を通じて本人に病状を伝えるのがよいでしょう。その際、伝え方が大切です。プライドの高い人には、「少しもの忘れがあるので、記憶をよくするお薬を飲みましょう」と間接的に話すと、それほど抵抗なく飲んでもらえます。

Q12　認知症の専門医とはどのようなお医者さんですか？　医師を選ぶポイントはありますか？

A　専門医には2種類あり、日本認知症学会認定専門医と日本老年精神医学会認定専門医です。あとの日本老年精神医学会認定専門医のほとんどは、精神科の医師です。

認知症専門医は、精神科、神経内科、老年科、内科の医師で構成され、それぞれ得意分野があります。たとえば、精神科はうつ病を合併していたり、気分の変調に困っていたりする認知症にくわしく、神経内科はパーキンソン病や脳卒中を合併している認知症、老年科・総合診療科は糖尿病、心不全、骨粗鬆症《こつそしょうしょう》などを合併している認知症の診療を得意としています。

大きな病院でも、必ずしもすべての分野の認知症専門医がそろっているとは限りません。認知症以外の症状が目立つ場合には、その症状に合った専門医を選ぶとよいでしょう。

医師を選ぶ場合は、専門医にこだわる必要はありません。今は各医療機関の連携ができていて、一度認知症の専門医や認知症診療の経験豊富な医師が診察し、診断・治療方針を出してから、地域のかかりつけ医で診てもらうという流れになっています。

ですから、自分のかかりつけ医が専門医でなくとも、診断や治療方針は専門医などが出したものに基づいて行われるのが一般的です。

最近では、高齢化で認知症の患者さんが増えたこともあり、一般の開業医でも認知症の治療やケアに詳しい医師がたくさんいます。むしろ、多くの高齢の患者さんを診ているため、高齢者の内科疾患の治療に慣れた医師も多く、安心です。

第6章　家族に伝えたい、症状を改善させる接し方

認知症の人のなかには、周辺症状である徘徊や暴言、暴力などで、介護している家族を悩ませる人もいます。交通事故を起こしたり、犯罪に巻き込まれたりする認知症の人も少なくありません。こういった問題は、周囲の接し方や環境を整えることで、解決できることが多いのです。

また、デイケアやショートステイなどの施設を上手く利用して、症状を改善する方法もあります。

私はこれまで多くの認知症の患者さんを診療してきましたが、家族や医師、介護者の対応次第で、症状が落ち着いて穏やかになる人も多いのです。

この章では認知症の患者さんへの対応の仕方を具体的に紹介します。

1　効果を実感した対応の鉄則

認知症の症状には、介護への大きな負担となる幻覚、妄想、暴言、徘徊、イライラといった周辺症状と呼ばれるものがあります。これらの症状は、本人が置かれた環境やケア、健康状態、心理状態などの影響を強く受け、薬による治療よりも適切なケアや環境を整えることで、症状がよくなることがあります。

認知症介護の基本は、本人の自尊心を尊重することです。本人の言うことを否定せずに聞いてあげる。そしてほめる、安心を与えるのが上手な対応の鉄則です。

興奮・暴言・暴力への対応

認知症患者さんは、感情の抑えがきかなくなって、感情がすぐ表に出てしまいます。まずは、興奮している理由や怒っている理由を探ることです。怖い、不安という感情を起こさせる原因があるのかもしれません。

怒りの矛先が特定の人に向く場合は、介護者や接する人を替えてみるのもひとつの方法です。また、ときには安全を確保しながら、好きなように怒ってもらったり、怒鳴り散らしてもらってください。自分の思いをはき出させると、あとは治まってくれます。

身の危険があるような激しい場合は、すぐに医師に相談することです。気分を鎮める薬などを使ったほうがいいこともあります。

もの盗られ妄想への対応

もの盗られ妄想などの被害妄想はアルツハイマー病によくみられます。男性よりも女性に多い妄想です。

初期から中期の初めごろに現れますが、進行すると消えてしまうことがほとんどです。財布、通帳、印鑑などを盗られたと言うことが多く、たいていはもっとも身近な介護者を犯人と思い込んで興奮するため、介護している人は大変だと思います。

こういった妄想は、ものがなくなったことに対する不安だけでなく、経済的な不安や人間関係の不満があり、それがコントロールできなくなっているために起こるのです。

まちがいを指摘するとさらに興奮してしまいます。まず、なくなっていることに同情し、「一緒に探しましょう」と、探し始めることです。拒否するようであれば、別の介護者に対応してもらうとうまくいきます。

ものをしまう場所を把握しておき、一緒に探しながら本人が見つけられるよう誘導するのがコツです。

本人が好きなTV番組などの別の話題を切り出したり、お茶に誘ったりして注意をそらすとおさまってくることもあります。

幻覚への対応

幻視はレビー小体型認知症でよくみられる症状です。いないはずの小さい子どもや虫が見えたり、カーテンや電気スタンドが人に見えたりなど、とてもリアルな幻視であることが多いです。

「私には見えないので、それはまぼろしかもしれませんね」と言って安心させると、本人も受け入れて不安がなくなる場合があります。

また、暗くなってきたときに症状が出やすいので、部屋を明るくしたり、幻視を誘導する家具やものなどを片付けると、症状が軽くなります。

徘徊への対応

徘徊のきっかけでよくあるのは、住み慣れた自宅から施設などに入ったときに、家に帰りたいと訴え外に出てしまうことです。また、自宅にいても家に帰りたいと言い、外に出てしまい徘徊となる場合もあります。

夕方に多く起き、落ちつきがなくなるため「夕暮れ症候群」と呼ばれています。

徘徊には理由があります。なぜ出ていきたいのかを、聞いてください。

徘徊をするのは、その場所が自分の居場所ではないという思いや、自分の役割がないという不安が隠れていることがあります。毎日やるべきことや役割を与えると、自分が必要な存在だとわかります。不安や不満がなくなると、徘徊も次第に少なくなっていきます。

それでも外に出たがる場合は、家の近所をしばらく一緒に歩き、落ち着いてから自宅に戻るといいでしょう。

服の裏に氏名、住所、連絡先などを書いた名札を縫い込んだり、GPS機能を持つ端末を持たせ、迷子や所在不明になるのを防ぐようにしましょう。

入浴を拒否することへの対応

入浴を嫌がるのにも理由があることがあります。入浴の手順やシャワーの使い方がわからない、脱衣所が寒いなどです。

ほかに、裸が恥ずかしいのが理由のこともあります。その場合は、介護者を同性にする必要があります。恥ずかしいということなら、下着をつけたままで入浴し、体を洗うときにさり気なく脱ぐようながすのもひとつの方法です。

みんなと一緒だったり、大きなお風呂なら入る人もいますので、デイサービスなどの入浴を利用することも一案です。

薬を飲まない場合の対応

認知症の人は早くから薬の管理が苦手になります。飲むことを忘れるだけでなく、薬を飲んだことを忘れてしまい2度飲むこともあります。

薬のなかには、飲まないと命に関わるものもありますし、飲みすぎが危険なものもあります。何種類もの薬を常用している高齢者にとって、薬の服薬はとても重要な問題です。

薬をどうしても飲めないときには、皮膚に貼るパッチ剤があります。うまく飲めない人には粉状やゼリータイプの薬を、みそ汁やヨーグルトなどに混ぜて飲み込んでもらうことなどもできます。医師と相談して薬の調整をしてください。

意欲低下やうつ状態への対応

認知症の初期には、自分の症状に悩みうつになってしまう場合があります。また、身内や親しい人が亡くなったり、引っ越しなどで環境が大きく変わったときに、気分が落ち込みうつが起こることがあります。うつは、アルツハイマー病でもみられますが、レビー小体型認知症で特に多くみられます。

うつのときには、ひとりにしないでデイサービスなどを利用して、大勢の人がいる場所に連れていったり、散歩や音楽鑑賞などに誘いましょう。

尿、便失禁への対応

失禁は介護する家族にとってもっともよくある悩みです。もちろん、失禁する本人にすれば恥ずかしいことで、気にして落ち込みます。

失禁したときには、慰めたり叱ったりしないで、なるべく自然に振る舞いましょう。きつい口調で注意すると、失禁で汚れた衣服を隠すこともあります。

トイレの位置は本人の部屋に近いほうが失敗を防げます。トイレに大きな目印をつけておき、夜はトイレまでの通路に明かりをつけておきましょう。

また、排泄の間隔を把握し、その時間になったらトイレをうながすと効果的です。

2　介護に悩まないためには

認知症の介護は大変ではありますが、介護のかたちや方法次第で、負担が大きく減ります。最初は大変で途方に暮れていたが、介護サービスを利用し、意識を変えたり工夫をしたりすることで、楽になったという介護者も少なくありません。

ひとりで抱え込まず相談する

介護に悩んでいる人は、ひとりですべてを抱え込んでいる傾向があります。ひとりで悩まずに福祉サービス（介護保険）をうまく利用するのが、最初に行うことです。まずは各自治体の相談窓口に連絡し、相談するとよいでしょう。

近所に認知症の家族を抱えている人がいたら、その人に話を聞いて、同じ介護者の仲間から情報を集めるのもいいと思います。すぐに役に立つ情報が手に入るはずです。

さらに、デイサービスに問い合わせたり、ケアマネージャーに連絡をとり情報を集めましょう。

症状が激しいなら医師に相談

家族では対処できないほどの徘徊や興奮があったり、暴力・暴言などで本人や周囲の人に危害が及んだりするようなときには、医師に相談しましょう。興奮を抑える薬が必要な場合もあります。

犯罪から守る成年後見制度

最近は、高額な商品を売りつけたり、電話を使って金銭をだまし取る詐欺事件で高齢の被害者が増えています。こういった犯罪者が狙うのは、認知症で判断能力がなくなったひとり暮らしの高齢者です。

このような被害を防ぐために、自分で財産の管理ができなくなった人に対する「成年後見制度」と呼ばれる制度があります。

この制度は、判断能力が不十分な人を、法律面や生活面で保護したり支援するもので、後見人（通常は親族）が、高齢者に代わって契約を行ったり、不要な契約を取り消したり、財産の管理などをする制度です。家族などが本人の住所地の家庭裁判所に審判を申し立てることができます。

介護保険など公的制度を利用

介護保険は、認知症の場合40歳以上であれば利用できます。これを使うとデイケア、デイサービスの利用ができます。

また、初診から6ヵ月経過すれば、精神障害者保健福祉手帳が申請できます。この手帳を持てば、さまざまなサービスが受けられます。

おもなものは、障害者枠での就職、税金の控除・減免、公共料金の割引、障害福祉サービス、障害者年金、通院のための医療費の自己負担の軽減などです。

Q&A　解決策の見つけ方

Q1　母は自宅にいるのに夕方になるとそわそわして、「家に帰る」と言って出ていってしまいます。それでときどき帰れなくなり警察に保護されます。

A　認知症の症状のひとつに夕暮れ症候群があります。夕方になるとこういった症状が出て落ち着きがなくなります。

本人は不安なために動き回るのです。まずは話を聞いてなぜ出ていこうとするのか理由を聞き出してください。

徘徊の背景には、その場所が自分の居場所ではないという思いや、自分の役割がないという不安が隠れていることがあります。

自分が必要な存在であることが感じられるように、やるべき日課を作ったり、本人ができそうな簡単な用事を頼んだりするような工夫をするのもいいと思います。生活の中で自分が大切な存在であることを、伝えましょう。

どうしても外に出てしまうこともありますが、無理に止めるのは逆効果です。とりあえず、一緒に歩き、落ち着くのを待ちます。本人の気がすんで落ち着きを取り戻してきたら、自宅に戻るよう促し、一緒に戻るのがいいでしょう。

迷子や行方不明になるのも心配のひとつだと思います。もしものことを考え、服の裏などに氏名や住所、連絡先を書いた名札をつけたり、ＧＰＳ機能のついた端末を持たせ、いる場所の把握ができるようにすると安心できます。

最近はセキュリティー会社が認知症の人の徘徊対策サービスを提供していますので、心配な人は利用を考えてもいいでしょう。

Ｑ２　車が大好きな認知症の父に運転をやめさせるのに悩んでいます。何かいいやめさせ方はありますか？

Ａ　運転をやめさせる方法として、少々手荒いですが、以下のことを試してみてもいいでしょう。

＊修理に出すと言って自宅から離れた駐車場に置く
＊廃車にする
＊鍵を替える
＊車が動かないように細工をする
＊保険がきかなくなったことを説明する

非難して怒らせるのは逆効果です。
いちばん効果的なのは、医師や警察官から直接言ってもらうことです。もし運転が日常の移動手段の場合、代わりの移動手段を見つけてあげることも必要です。

Q3　認知症の父はご飯を食べたのに、10分後には食べていないと言い張ります。

A　もの忘れは治すことができない、認知症の中心となる症状です。強い口調で否定すると、本人のプライドが傷つき、かえって状況は悪化します。

「もうすぐ食事の用意ができますから、それまでこれを食べていてください」と別の軽食を食べてもらうと、納得します。

「とりあえずお茶を飲んで、もう少し待ってください」と飲み物を勧めるのもいいでしょう。また、話題を変えるなどして気をそらし、食べ物のことを忘れてもらうことも大切です。

Q4　認知症の父の暴力・暴言がつらく、介護が怖いです。

A　暴力・暴言は、本人のもともとの性格が影響しますが、孤独感、自尊心が傷つく、怖い、不安という感情が原因となっていることも多くあります。

まず、不安や恐怖を取り除くために「大丈夫ですよ、安心してください」といった言葉を穏やかな口調でかけて接してみることです。

興奮して、感情が激しいときは、対抗しようとしないでまずサッと離れてください。それからしばらくは様子を見ましょう。また、介護者を替えてみるのもひとつの方法です。ショートステイで環境を変えたら穏やかになることもあります。

暴力がひどくなり、介護が難しくなって大変ならば、医師に相談して気分を落ち着かせる薬などを処方してもらう必要があります。

一部の抗認知症薬の副作用で、怒りっぽくなっている場合もありますので、気分を穏やかにする抗認知症薬（メマリー）に切り替える方法もあります。

Q５　義母は事実とは違うのに、「嫁にお金を盗られた」「通帳を隠されてお金が下ろせない」などと言います。家族だけならいいのですが、訪問するケアマネージャーにも嘘を話すので、困っています。やめさせることはできないのですか？

A　もの盗られ妄想などの被害妄想はアルツハイマー病できわめてよくある症状のひとつです。ケアマネージャーやデイサービスの人も十分理解しているはずです。

事前に症状のことを伝えておくとよいでしょう。家族以外の人も理解してくれるはずです。初期から中等度のアルツハイマー病にみられますが、進行してくると妄想は減っていくのが普通です。

Q6　母は認知症になってから甘いものがとても好きになりました。朝から晩まであんパンやチョコレートを食べ続けています。

A　認知症の人は味覚が鈍くなり甘いものを欲しがることがよくあります。特に前頭側頭型認知症では、同じものを大量に食べてしまうことがあります。

健康を害さない範囲でしたら大目に見てもよいと思いますが、肥満、糖尿病などの病気がある人やその傾向がある人は、制限が必要になります。

テーブルの上には食べ物を置かないようにし、必要ならば戸棚や冷蔵庫に鍵をつけるのもいいでしょう。また、おやつの時間を決めて、大量に食べないよう少しずつ食べさせる工夫もしてみてください。

Q7　ひとり暮らしの母が医師から出されている薬を飲み忘れてしまいます。どうしたらいいですか？

A　いちばんいいのは家族かヘルパーが毎日訪問して確認することですが、それができない場合は、電話で飲み忘れがないか確認してください。

1週間分の薬を事前に小分けしたり、1回に飲む量を1包化してもらうのもひとつの手です。ただし、重要な薬、心臓病、糖尿病、てんかん、パーキンソン病の薬、抗凝固薬や抗血小板薬（血液をサラサラにする薬）などは、1回飲み忘れただけで重い症状が出ることがありますので、ひとり暮らしは難しくなります。

Q8　認知症の父は夜間頻尿がひどく、家族も眠れません。

A　頻繁にトイレに行くのは認知症の症状と、膀胱や前立腺の病気の場合があります。泌尿器科を受診し、膀胱炎や前立腺肥大がないかを確認してもらいましょう。泌尿器の病気のせいなら、その治療をすればよくなるはずです。

ただ、頻尿の原因となる病気の治療薬の一部には、高齢者の認知機能に悪さをするものがありますので、医師と十分に相談してください。

認知症でトイレに行った記憶が失われている場合は、「トイレにいつ行ったのかわからない」「失禁するかもしれない」という不安があるからです。本人の自尊心を傷つけないためます。

に強い口調で注意するのはやめましょう。

トイレから出てきたタイミングで声をかけ、別のことに関心を向けさせることで改善できます。

Q9　73歳の妻は認知症と診断されました。診断前から店に置いてある商品を持ってきてしまい、注意されるとお金を払ったと言い張っていました。今後も、こういった行為は続きますか？　どう対応したらいいでしょうか？

A　アルツハイマー病の場合、もの忘れからお金を払ったかどうか忘れてしまう場合もあります。強く注意すると、プライドが傷ついて、かえって厄介なことになります。
一方、前頭側頭型認知症の場合、ものごとの善悪の判断が失われている可能性もあります。反省しませんし、注意されると逆に怒り出すこともあります。

事前にお店に相談して、お金を前もって渡しておくこともひとつの手です。また、あまりにも頻繁でお店が許容できない場合は、医師に相談しましょう。

Q10　父は散歩でゴミを拾ってきて自分の部屋に集めています。どうすればやめさせること

ができるでしょうか?

A　「何かに使えるかもしれない」と集めてきたが、置いた場所を忘れてしまい、さらにものを集めるということをくり返しているのでしょう。

背景には判断力の低下や漠然とした不安感、孤独感があることが多いです。ティッシュペーパーなどを大量に集める人がよくいますが、周囲の人からしたらゴミにしか見えないようなものでも、ご本人は本当に必要だと思って集めていることが多いのです。

集めている場所を覚えている場合は、勝手に捨てると「この家には泥棒がいる!」と怒り出したりします。特に支障をきたすものでなければ、本人の好きなように集めさせておくのもひとつの手です。

もの忘れが激しく、集めたゴミがなくなっても気づかないようなら、本人がいないときに少しずつ処分しましょう。

もし多少覚えていても、不衛生なものや危険物の場合は、「少し貸して見せてください。すぐに返しますから」と言って、本人から一時預かるかたちにして処分してはどうでしょうか。

Q11　母は同じものばかり買ってきます。買い物をやめさせる方法はありますか？

A　認知症の人では、買ったことを忘れて同じものを買うのはよくあります。

いつも同じ時間に同じものを決まって買ってくるようなこだわりが強い場合は、前頭側頭型認知症でよくみられる症状です。

無理にやめさせると、機嫌を損ねかえって厄介になります。買い物は、ご本人にとっては、よい運動であり、よい社会的接触の機会になりますので、可能な範囲で継続させてあげてください。

買いに行く店が決まっていたら、店員さんに事情を説明し、協力してもらいましょう。同じものを買うようなときに、店員さんから声かけしてもらい、あとで返品ができるよう頼んでおきましょう。

Q12　認知症の介護費の負担が心配です。公的な経済援助にはどんなものがありますか？

A　介護保険では訪問サービスやデイサービス、ショートステイなどの介護サービスが受けられます。40歳以上であれば、若年性認知症の人も介護保険が受けられます。

サービス利用料金は1割負担です。介護度が重くなれば、さらに多くのサービスを受けることができます。利用料金が高額の場合は、所得に応じて高額介護サービス費制度により決められた額を超えた分が払い戻されます。

さらに1年間の介護サービス費と医療費の合計額が一定額を超えると、所得に応じて払い戻してもらえる制度もあります。他にも経済的負担を減らせる制度がありますので、くわしいことは市区町村の福祉窓口にお問い合わせください。

Q13　父が認知症で、介護していた母も最近もの忘れがひどく認知症かもしれません。離れて住んでいるため頻繁に介護に行けません。公的な援助は受けられますか？

A　受けられます。ケアマネージャーに相談し、ご両親の状態に合ったサービスプランを立ててもらいましょう。高齢者向けのサービス付き住宅や訪問介護、1週間程度の施設の入所をするショートステイなどをうまく利用すれば、ふたりで暮らすこともできます。

Q14　2〜3日、家を空けなければなりません。母親が軽い認知症ですが、ひとりにはできません。泊まりで預けるには、どんな方法がありますか？

A　ショートステイという施設で、短期間預かってもらえる制度があります。ケアマネージャーに相談すれば、施設や利用方法を教えてくれます。

Q15　認知症の夫には昼夜逆転があります。夜中そわそわして、私は眠れず、ほとほと困りきっています。

A　昼夜逆転を治すには、自然な睡眠リズムを取り戻すことです。昼間日光を十分に浴び、できるだけ日中に活動して、夜は休むという一日のリズムを作ることから始めてください。ひとりでは無理な場合は、デイサービスなどの介護保険サービスを利用して、散歩やレクリエーションなどで屋外での活動を勧めるのが効果的です。

また、体温が上がると、自律神経の作用が高まり眠くなりますので、睡眠前に温かい飲み物、入浴を勧めましょう。

安易な睡眠薬の使用は、効きすぎで起床時にふらついて転倒する恐れがあります。次の日も薬が残って認知症が進んだように見えることもありますので慎重に。最近では、睡眠のリズムを穏やかに整える薬もあります。医師と相談して適切な睡眠薬を選択しましょう。

Q16　認知症の母に、介護サービスを受けてデイサービスに行くよう勧めても行こうとしま

せん。どうすればいいでしょうか？

A　デイサービスによっては、本人よりかなり高齢な人や重症な人がいます。自分がそういった人と同じに見られることに、プライドが傷つき行きたがらないことはよくあります。

最近は、地域によってデイサービスの数も増え、さまざまな特徴を持つデイサービスがあります。本人に合ったサービスを探してみてください。気に入れば行く気になると思います。

デイサービスで高齢な人の介護のサポートや料理、レクリエーションのお手伝いなどをしてほしいと役割を与え　重要な立場であること、必要とされていることを伝えると、プライドを傷つけずにすみます。役割を持たせ、本人の意欲を引き出すといいでしょう。

おわりに

医学部を卒業し、脳の疾患の医師を志すようになり、早いもので四半世紀が経ちました。脳の病気の多くは依然難病です。特に認知症は、1997年1月に米国で初めて抗認知症薬アリセプト（ドネペジル塩酸塩）が発売されてから、これまでにさらに3つの抗認知症薬が世に出ています。しかし、いずれも症状改善薬であり、その効果は限定的です。

各国で盛んに薬剤研究が行われていますが、現時点ではいい成績は残せていません。これだけ頻度の高い疾患にもかかわらず、これほどまで薬剤開発が難渋している病気はないと思います。認知症は20年以上経っても治療に明らかな進展がみられません。まさに難病なのです。

一方、基礎研究の発展にともない、アルツハイマー病の発症メカニズムの理解は、ここ四半世紀で大きく進展しました。原因が脳のゴミである2種類のたんぱく質ベータ - アミロイドとタウの蓄積であることがわかってきたからです。

当初はベータ‐アミロイドさえ取り除ければ、アルツハイマー病は治せると信じられていました。

ところが、ベータ‐アミロイドを取り除く多くの薬剤が開発されはしましたが、期待された成果は上げられませんでした。現在はアルツハイマー病が発症してしまった場合、もうひとつのゴミであるタウを取り除かなくては、症状を抑えることはできないと考えられています。このタウを取り除くのは、なかなか難しくまだまだ研究が必要です。

私は認知症の基礎研究を行い、並行して臨床も行ってきました。長年、認知症研究に取り組んできて、このふたつのゴミさえ取り除ければ、アルツハイマー病を抑え込むことができると確信しています。

ただし、これら脳の中のゴミの蓄積自体は、いわゆる老化現象のひとつとも考えられます。脳の病理解剖を行うと、老化とともに大半の人に、何らかのゴミがたまっていることがわかります。

認知症の薬の開発は、ある意味では老化を止めることにも重なります。これは不老不死の薬を開発するのと同じように、非常に難しいことがご理解いただけると思います。

大学で認知症専門外来を始めてから10年近くになります。多くの方が、新しい治療法や根本治療薬を求めて来院されます。しかし、今の医学ではご期待に十分沿うことができません。医師としてとても心苦しく、悔しい気持ちでいっぱいです。

この本の内容のほとんどは、私の外来にいらしてくれた患者さんやご家族に説明しているものです。認知症の正しい知識や新しい情報をできるだけわかりやすく説明し、日々の生活の中で出てくる切実な悩みに答えてきたことをまとめています。

この本が、患者さんやご家族の認知症の正しい理解を広め、少しでも病気に対する不安や、介護負担を軽減させることができればと願っています。

アルツハイマー病の予防治療は近い将来実現できるかもしれませんが、高額な医療費がかかると予想されます。高齢化はこれまで以上に拍車がかかり、想定困難な介護問題が生じることは避けられないでしょう。

認知症はこれからますます深刻になる社会的な課題のひとつです。認知症専門医としてこの重大な課題に取り組む責任を痛感しています。

２０１７年11月

慶應義塾大学医学部　神経内科・メモリークリニック専任講師　伊東大介

伊東大介

1967年生まれ。1992年、慶應義塾大学医学部卒業。同年、同大大学院医学研究科博士課程(神経内科学)進学。1996年、慶應義塾大学医学部(内科学)助手(専修医)。2001年、米国シカゴ大学リサーチフェロー。2006年より、慶應義塾大学医学部(内科学)専任講師。総合内科専門医、日本神経学会専門医、日本認知症学会専門医、日本脳卒中学会専門医、日本医師会認定産業医。日本内科学会、日本神経学会(代議員)、日本脳循環代謝学会(評議員)、日本認知症学会(代議員)、日本脳卒中学会、日本頭痛学会、日本神経化学会、Society for Neuroscienceに所属。2012年、日本認知症学会学会賞受賞。

講談社+α《プラスアルファ》新書 780-1 B

認知症《にんちしょう》

専門医が教える最新事情

伊東大介《いとうだいすけ**

2017年11月20日第1刷発行

発行者——— 鈴木 哲

発行所——— 株式会社 講談社

東京都文京区音羽2-12-21 〒112-8001

電話 編集(03)5395-3522

販売(03)5395-4415

業務(03)5395-3615

デザイン——— 鈴木成一デザイン室

構成——— 油井香代子

カバー印刷——— 共同印刷株式会社

印刷——— 慶昌堂印刷株式会社

製本——— 牧製本印刷株式会社

本文図版——— 朝日メディアインターナショナル株式会社

定価はカバーに表示してあります。

落丁本·乱丁本は購入書店名を明記のうえ、小社業務あてにお送りください。

送料は小社負担にてお取り替えします。

なお、この本の内容についてのお問い合わせは第一事業局企画部「+α新書」あてにお願いいたします。

Printed in Japan

ISBN978-4-06-291513-7